DES PORTES D'ENTRÉE

DE

LA TUBERCULOSE

PAR

Le Dr F. VERCHÈRE

Aide d'anatomie de la Faculté,
Ancien interne des hôpitaux de Paris,
Membre adjoint de la Société anatomique,
Membre de la Société clinique.

PARIS

ALEXANDRE COCCOZ, LIBRAIRE-ÉDITEUR,

11, RUE DE L'ANCIENNE-COMÉDIE, 11

1884

DES PORTES D'ENTRÉE

DE

LA TUBERCULOSE

DES PORTES D'ENTRÉE

DE

LA TUBERCULOSE

PAR

Le Dr F. VERCHÈRE

Aide d'anatomie de la Faculté,
Ancien interne des hôpitaux de Paris,
Membre adjoint de la Société anatomique,
Membre de la Société clinique.

PARIS

ALEXANDRE COCCOZ, LIBRAIRE-ÉDITEUR,

11, RUE DE L'ANCIENNE-COMÉDIE, 11

—

1884

A M. LE PROFESSEUR VERNEUIL

Professeur de clinique chirurgicale à l'hôpital de la Pitié,
Membre de l'Académie de médecine,
Officier de la Légion d'honneur.

Cher maître,

Ce modeste travail, dont les idées vous appartiennent, est un faible témoignage de la reconnaissance de votre élève dévoué, veuillez en agréer l'hommage et me permettre de vous remercier d'avoir bien voulu en accepter la présidence.

DES PORTES D'ENTRÉE

DE LA TUBERCULOSE

INTRODUCTION.

L'étude de la tuberculose est actuellement une de celles que l'on poursuit avec le plus de succès. Depuis les récentes découvertes, la tuberculose a pris une face nouvelle, et tous les faits qui, autrefois cliniquement bien et dûment connus et constatés, restent vrais, demandent une explication nouvelle et en rapport avec les théories actuelles. Les découvertes sont encore trop récentes, les expériences trop peu nombreuses, pour qu'on puisse encore affirmer d'une manière absolue toutes les explications que l'on propose ; aussi, dans bien des cas, est-on réduit aux hypothèses. Si celles-ci s'appuient sur des données certaines, si logiquement elles peuvent se déduire de ces données, si rien en elles n'est contraire aux lois de la physiologie et de l'anatomie, il est permis de les énoncer et on doit les examiner, les discuter, les infirmer ou les confirmer.

Le domaine de la tuberculose primitivement limité aux affections que l'on est convenu de ranger dans la pathologie interne, depuis peu s'est considérablement agrandi. La tuberculose chirurgicale prend une place considérable et les tuberculoses locales, dénomination, disons-le tout de suite, bien peu compréhensible, se multipliant de jour en jour, arrivent à former une grande partie des affections soumises au chirurgien.

M. le professeur Verneuil, lorsque nous avions l'honneur d'être son interne, voulut bien faire à notre intention une série de cliniques sur la tuberculose chirurgicale. Nous avions, à ce moment, sous l'inspiration de notre maître, l'intention de choisir ce vaste sujet pour notre thèse inaugurale, mais un concours prochain qui exige que nous ayons subi cette dernière épreuve afin de pouvoir y prendre part, nous a fait renoncer à notre projet ; peut-être ultérieurement le reprendrons-nous et utiliserons-nous ainsi les notes que nous avons colligées et les leçons de notre maître que nous avons recueillies.

Limité par le temps, nous avons choisi une de ces cliniques comme sujet de notre thèse. C'est elle que nous avons reproduite ; que notre maître, M. le professeur Verneuil, excuse les imperfections de ce travail et qu'il veuille bien croire à tous nos regrets si nous sommes resté au-dessous de la tâche qu'il nous avait confiée. Nous avons cherché à transcrire ses idées émises devant nous avec tant de bienveillance sans qu'il nous ait été loisible de nous livrer aux recherches nécessaires pour faire de ce travail un travail personnel. Confiant dans son indulgence, nous le remercions d'avoir bien voulu accepter la présidence de notre thèse.

Qu'il me soit permis de remercier mes collègues Schachmann et Walther qui ont gracieusement mis à ma disposition leur connaissance de la langue allemande.

Devant nous borner forcément, nous avons extrait de notre travail projeté un chapitre qui malheureusement, pour être complètement traité, eût exigé un temps beaucoup plus considérable que celui qui nous était réservé. Aussi, serons-nous dans bien des endroits incomplet et serons-nous forcé bien souvent d'indiquer simplement les auteurs auxquels l'on devra se reporter pour avoir des développements plus considérables et qu'il ne nous est pas loisible de donner. Dans bien des cas aussi, nous nous en rapporterons aux auteurs qui ont avant nous traité la question et nous les citerons, en ayant soin d'ailleurs d'indiquer les passages que nous leur avons empruntés.

La partie médicale de la question que nous avons choisie a été généralement étudiée complètement, aussi serons-nous bref et nous contenterons-nous de résumer les travaux antérieurs, signalant simplement les rapports qui peuvent exister entre cette tuberculose interne et la tuberculose externe, montrant comment l'une et l'autre se commandent mutuellement et quelle influence réciproque permet de les réunir dans une étude commune.

La tuberculose, en effet, est une et la division que nous semblerons admettre en tuberculose médicale et tuberculose chirurgicale est absolument artificielle. Quel que soit l'organe atteint par elle, les lésions produites sont les mêmes, la cause de ces lésions est identique ; depuis Villemin la contagion est admise sans conteste et depuis les travaux de Klebs, de Toussaint, de Cornil, de Malassez et de Koch, l'agent de cette contagion semble être un parasite.

L'historique de ces découvertes est fait dans bien des ouvrages, les manuscrits écrits à ce sujet sont en nombre considérable ; néanmoins nous allons essayer de résumer, autant que possible, cette partie de notre sujet et rappeler quels sont les travaux qui permettent d'affirmer la nature parasitaire de la tuberculose et comment se conduit le parasite dans l'organisme.

C'est à Villemin (1863-65) que revient l'honneur d'avoir démontré la contagiosité de la tuberculose ; il procédait par des inoculations directes sous-cutanées ; il montra dès l'abord que, quelle que soit la matière tuberculeuse injectée, granulation grise, crachats, pus, etc., le résultat était identique. Puis Chauveau, par ses expériences sur l'infection par l'ingestion de produits tuberculeux et surtout par les liquides contenant de ces produits, montra que le virus produit des résultats positifs, même lorsqu'il est introduit sous une aussi petite quantité que ce soit.

Buhl, en 1873, émit l'hypothèse d'une bactérie, mais c'est à Klebs que revient la priorité pour ces recherches ayant un but bien déterminé. En 1877 (1), il cultiva dans du blanc d'œuf, préalablement purifié, des produits caséeux ; bientôt apparurent dans le milieu des cultures des granulations agglomérées et des bactéries. Il les cultiva dans de nouveaux milieux albumineux et après plusieurs générations successives, il put inoculer ces bactéries et obtint des résultats positifs. Il donna à ce micro-organisme le nom de *monas tuberculosum*.

Puis Reinstadler (cité par Schmitt), comme terrain de culture, emploie la solution de Bergmann, ainsi composée : eau distillée, 100 ; sucre candi, 10 ; acétate d'ammoniaque, 1,0 ; phosphate de potasse, 0,5.

Après lui, Schuller, Deutschmann, reprennent les expériences et ce dernier les contredit.

(1) Klebs, Ueber tuberculose, Prag. Med. Wochensch., n° 42 et 43. 1877.

Toussaint (1) cherche, en cultivant du sérum sanguin provenant d'une vache tuberculeuse, dans du bouillon de porc, à produire le bacille caractéristique. Après quelques jours, il y trouvait des granulations très petites, simples, éminées ou réunies en petits amas. D'autres expériences qu'il fit en cultivant des bactéries provenant de ganglions pharyngés, pulmonaires et intestinaux de truies tuberculeuses, lui donnèrent des résultats positifs. Ces résultats ne furent pas confirmés par les expériences qui suivirent. Ecklund, Aufrecht, Baumgarten décrivirent à leur tour des granulations, des bactéries, mais différant les unes des autres, sans caractères spécifiques.

Ce n'est qu'en 1882 que Koch (2) communiqua à la Société de physiologie de Berlin ses recherches sur le bacille tuberculeux. Les expériences sont trop connues pour que nous ayons à les relater ; les procédés employés par Koch ont été expérimentés par maint auteur, et donnèrent communément des résultats positifs. Après lui, Erhlich trouva un nouveau procédé de coloration des bacilles tuberculeux, et récemment M. Babès présentait à la Société anatomique quelques modifications au procédé de Koch.

Quoi qu'il en soit, grâce aux travaux de ce dernier auteur, la tuberculose est démontrée une affection parasitaire. Relatons encore les expériences de Schuller, les recherches de Vallin, enfin les travaux de MM. Cornil et Malassez, qui semblent les premiers avoir trouvé l'état embryonnaire du bacille tuberculeux.

Dans un ouvrage qui vient de paraître, Koch publie de

(1) Toussaint, Comptes rendus de l'Acad. des sc., 16 août 1881.
(2) Koch, Berl. Klin. Woch., 10 avril 1882.

nouvelles recherches sur l'étiologie de la tuberculose (
Après avoir étudié les modes de préparation du bacille
la tuberculose et donné les résultats constamment positi
de ces examens, il recherche comment, anatomiquemen
se fait la généralisation tuberculeuse.

Suivant lui, le bacille tuberculeux serait transporté p
les cellules migratrices, soit dans le courant sanguin (
lymphatique, soit dans les tissus qui deviennent des foye
tuberculeux. Il explique ainsi comment il existe des b
cilles isolés ou en groupes, disposés dans des foyers espacé
comme dans les tissus fongueux ou lupeux, comme da
toutes les affections tuberculeuses chroniques.

Suivant lui, ce serait la cellule migratrice qui, par sci
sion de son noyau, deviendrait cellule géante, et le bacil
y resterait enfermé. Les modifications de la cellule géan
varient suivant que l'on a affaire à une tuberculose rapi(
ou lente; nous n'avons point à nous arrêter sur ces mod
fications.

Lorsque la cellule qui contient le bâtonnet disparaî
celui-ci ne demeure pas sous la même forme; sa continui
est bientôt interrompue par des espaces ovalaires resplen
dissants qui, peu à peu, se séparent au niveau de chaqu
étranglement, et deviennent de véritables spores qui peu
vent alors être reprises par des cellules migratrices,
à leur tour redevenir de véritables bacilles adultes; l
bactérie persisterait dans cet état tant que la cellu
résisterait et lui fournirait un milieu convenable; lorsqu
celle-ci, détruite par la dégénérescence granulo-grais
seuse, laissera échapper le bâtonnet, celui-ci, de nou
veau, subira les mêmes modifications.

(1) Koch, Etiologie der Tuberkulose, in Mittheilungen von Kaiserl
chen, Gesundheitsamte aus dem Dr Struck.

D'où vient, ajoute Koch, le bacille tuberculeux ? vit-il dans l'air extérieur ou se développe-t-il dans et sur l'organisme lui-même ?

D'après Fisher et Schill, il ne peut se développer que dans le sérum sanguin et dans une température au moins supérieure à 30° ; il ne peut donc se développer que dans l'organisme animal, et « si le bacille du charbon se développe chez l'animal et, pour se reproduire, a besoin de revenir à l'extérieur, le bacille tuberculeux, au contraire, *naît, se développe et meurt dans l'organisme* ».

Certains auteurs ont proposé cette théorie, rejetée du reste par Koch. Un bacille pourrait vivre à l'extérieur, pénétrerait dans le corps humain, et seulement à ce moment prendrait les caractères et l'évolution du bacille tuberculeux, admettant une sorte de transformation de la bactérie, due au changement de séjour. « Dès lors, pas de micro-organisme spécial de la tuberculose, mais des bactéries qui, trouvant des milieux convenables, deviendraient tuberculeuses. »

Suivant Koch, il ne reste qu'une seule source pour la production de la *bactérie tuberculeuse*, c'est l'organisme lui-même. La bactérie y entre sous forme de spores, et jamais sous forme de bactéries.

Ces théories, sur lesquelles nous nous appuierons au point de vue clinique, nous rendront compte de bien des phénomènes et nous serviront à trouver, dans bien des cas, la porte d'entrée de la tuberculose par une lésion qui, à quelque moment qu'on l'examine, ne contient pas de bacille tuberculeux.

Envisageant dès lors le mode de généralisation par foyers multiples, nous pouvons dire par auto-inoculation, Koch établit, d'une façon très nette, les phénomènes anatomo-pathologiques, qui entraînent la formation des localisations de la tuberculose.

« Que le bacille soit inhalé dans le poumon, avalé dans le tube digestif, ou qu'il soit entré dans la *peau par une plaie*, on observe toujours qu'il reste pendant quelque temps localisé dans ce premier point. Ensuite, autour du premier foyer, s'en développent plusieurs autres, et, comme les tubercules ne contiennent pas de vaisseaux, on ne peut pas admettre que c'est le sang qui charrie les microbes dans le voisinage. Reste donc le seul moyen de migration, la cellule migratrice. Celle-ci, chargée de son microbe, s'arrêtera dans un point quelconque, parce que, sous l'influence du microbe, elle perdra sa mobilité. Le microbe alors, ne pouvant pas se mouvoir tout seul, s'implantera dans ce point et fera souche.

« Si l'on admet la migration du bacille moyennant les cellules migratrices, on s'expliquera facilement son transport dans l'organisme dans la plupart des cas. En effet, lorsque la cellule doit se mouvoir par sa propre force dans les tissus, elle s'arrêtera promptement, et le foyer secondaire ne sera pas éloigné du premier ; lorsque, au contraire, elle pénétrera dans le courant lymphatique, le courant de ce liquide la transportera au loin ; elle arrivera aux ganglions dans lesquels le bacille s'arrêtera pour pulluler, et, quelquefois, surtout lorsqu'elle pourra arriver jusqu'au canal thoracique, la cellule migratrice pénétrera dans le courant sanguin (Ponfick). Weigert a démontré que souvent cette cellule arrive dans le sang par effraction des parois veineuses, quelquefois en traversant une paroi artérielle.

« Une fois dans le sang, elle ou elles seront transportées au loin, sans que, cependant, on puisse encore dire pourquoi le poumon, la rate et le foie sont des points d'arrêt de prédilection pour le bacille.

« Ainsi est expliquée la relation qui existe entre la tuberculose localisée et la miliaire aiguë, relation niée autrefois.

« Pour expliquer certaines tuberculoses localisées comme une fongosité, une carie, la méningite tuberculeuse même, on ne pourrait pas admettre qu'un seul bacille, par exemple, ait été inhalé, aurait traversé les capillaires pulmonaires sans déterminer de foyer dans cet organe, pour être ensuite transporté dans une articulation, un os ou la pie-mère. Si, dans ces différents cas, les poumons sont très souvent indemnes, il n'en est pas de même des ganglions bronchiques, qu'on pourra très souvent trouver en dégénérescence graisseuse ou calcaire. Or, il n'est pas impossible que des cellules migratrices, qui ont apporté le bacille aux ganglions, l'emportent du ganglion dans le sang, lequel le transportera ensuite plus loin. »

Nous avons tenu à rapporter dans son entier ce passage de Koch, qui donne aussi la confirmation anatomopathologique de bien des hypothèses que nous serons forcé de faire, mais aussi, dans certains cas, nous nous éloignerons de lui pour expliquer certains phénomènes qu'il ne semble pas avoir envisagés.

EXPOSÉ DU SUJET.

D'après le chapitre précédent, que nous avons fait aussi court que possible, dans lequel nous avons résumé, d'une façon trop brève peut-être, les travaux récents, nous pouvons admettre la nature infectieuse de la tuberculose.

Où siège le poison, l'agent contaminateur, en un mot le microbe tuberculeux ou, si l'on préfère que nous employions un mot moins précis, le virus tuberculeux, l'agent infectieux ?

D'une façon absolument démontrée, et d'après les expériences que nous avons rapportées, il est bien évident qu'il nous entoure de toutes parts ; l'air ambiant tient en suspension des milliers d'organismes infectieux qui nous menacent, au milieu desquels nous sommes plongés, et qui s'introduisent sans cesse par quelques orifices naturels constamment béants. Ce sont ces orifices naturels qui vont être le chemin, la route que suivra le virus tuberculeux pour pénétrer dans les cavités naturelles, dans les organes. C'est à bon escient que nous mettons dans les cavités naturelles, dans les organes, et non dans l'organisme. Ceux-ci ont, en effet, un tégument, un revêtement protecteur, et le virus tuberculeux trouvera les cavités accessibles, mais non les parois de celles-ci.

Les muqueuses possèdent leur épithélium, cavité buccale, cavité pharyngienne, épithélium du tube digestif ; les voies aériennes ont leur épithélium qui naît au niveau des narines et finit au niveau des alvéoles pulmonaires présentant, il est vrai, des différences morphologiques, des différences embryologiques, etc., sur lesquelles nous n'insistons pas actuellement, sur lesquelles nous aurons à revenir, et auxquelles nous verrons jouer un rôle considérable au point de vue de la protection des organes sous-jacents; enfin, le tégument externe, mieux protégé encore par les épaisses couches d'épiderme répandues à sa surface, devait être complètement protégé contre tout envahissement.

Il semble bien difficile, au premier abord, de comprendre qu'il puisse se faire une pénétration directe du virus tuberculeux à travers ces organes protecteurs. Il en est pourtant ainsi, et c'est du dehors que viennent la plupart des tuberculoses.

Ce fait ne semble plus actuellement être mis en doute, et la plupart des auteurs semblent en être convaincus. Mais, par quels procédés ces organes de protection, que nous venons de signaler rapidement, sont-ils vaincus; quel mode de pénétration emploie le virus tuberculeux; par quels tissus s'introduit-il dans l'organisme; enfin quel de ceux-ci paraît plus favorable à son développement; en un mot, quelles sont ses portes d'entrée?

Il est une question qui, dès l'abord, se pose et en entraîne une autre non moins importante, que nous devons chercher à élucider.

Nous avons admis que la tuberculose est une maladie infectieuse, que les germes qui la produisent existent dans l'air et pénètrent dans l'organisme par des portes d'entrée; qu'en un mot, c'est de l'extérieur que vient le principe infectieux. Ce fait étant admis, comment expliquer l'hérédité tuberculeuse, bien et dûment constatée, qu'il est impossible de nier, dont les exemples cliniques sont innombrables. Quelques partisans, convaincus de la nature infectieuse de

la tuberculose, voient là un argument contre leur opinion
et cherchent sinon à nier, tout au moins à atténuer les ef
fets de l'hérédité. « Il est certain, dit Conheim (1), qu'en so
une maladie comme la tuberculose ne saurait être assimilé
à une propriété de l'esprit ou du corps, à laquelle on pense
à priori, accorder une aptitude à se transmettre par héré
dité. Bien plus, la transmission héréditaire de la maladi
ne peut, à mon avis, être définitivement admise que dan
le seul cas où, chez le sujet observé, on est arrivé à exclur
la possibilité de tout autre mode d'acquisition, c'est-à-dir
lorsque l'enfant apporte avec lui la maladie en venant a
monde. »

Il est évident que les cas de tuberculose intra-utérine
ou même congénitale, sont extrêmement rares ; que, dan
les cas les plus favorables à la naissance d'un enfant tu
berculeux, celui-ci serait indemne de toute lésion tubercu
leuse. Malgré la présence de l'infection chez le père, auss
complète qu'il est possible, malgré l'état de la mère, l'en
fant serait sain en apparence.

Un de nos collègues, très versé dans l'étude et la recher
che des microbes, eut l'occasion de les rechercher dans u
cas de ce genre, qu'il nous communiqua oralement.

Une femme entre à l'hôpital, enceinte de huit mois, en
ceinte et phthisique au dernier degré. Le père de l'enfant
dit-elle, toussait depuis longtemps, avait eu des hémopty
sies ; du reste, ajoutait-elle, il tenait de ses parents. Quan
à elle, depuis longtemps elle se plaignait de la toux, d
douleurs dans le dos, etc., etc. ; sous l'influence de sa gros
sesse, son état avait considérablement empiré, et la tu

---

(1) Conheim, La tuberculose considérée au point de vue de la do
trine de l'infusion, 1882, trad. de Musgrave Claye.

berculose pulmonaire avait pris une marche rapide. A l'entrée, elle avait des attaques de dyspnée, la respiration était haletante, l'émaciation était effrayante. Il était à peu près évident qu'elle ne mènerait pas sa grossesse à terme, et qu'une fausse couche ou la mort de la mère étaient certaines.

Dès lors, notre collègue se tint prêt constamment, afin de pouvoir, dès la naissance de l'enfant, examiner s'il contenait quelque bacille tuberculeux.

La femme mourut avant la fin de la grossesse. Les poumons examinés étaient en partie détruits par des cavernes considérables. Examinés, ils furent trouvés remplis de bacilles de Koch.

Le fœtus ne contenait pas trace de tubercules. Au microscope il fut impossible de trouver le moindre bacille. Néanmoins des morceaux de poumon, du sang de l'enfant furent inoculés à deux cobayes et à des lapins. Ceux-ci ne présentèrent aucun signe de tuberculose et leur santé ne parut nullement altérée à la suite de l'inoculation.

Cette observation, quelque incomplète qu'elle soit, démontre bien qu'il peut exister une infection tuberculeuse du père et de la mère, sans que le produit de conception soit atteint par l'infection. Aussi Conheim, trouvant dans les faits de cette nature un argument en faveur de sa théorie, dit que dans les cas de tuberculose supposée congénitale « il est permis de se demander si tous ces cas si rares ont été correctement observés et sont par conséquent bien authentiques. Même pendant les premières semaines de la vie, les cas de tuberculose sont, en général, de la plus grande rareté et la maladie ne commence à devenir plus fréquente que vers la fin ou plutôt encore après la fin des trois premiers mois de la vie. Mais lorsqu'un enfant a une fois vécu, pendant des semaines ou même des mois, de la vie extra-utérine, qui donc consentirait encore à prendre sur soi de garantir que, depuis sa naissance, il ne s'est jamais trouvé exposé à une influence nocive capable d'engendrer la tuberculose? En réalité le fait que plusieurs membres d'une même famille deviennent tuberculeux prouve simplement et uniquement qu'il existe dans cette famille des conditions propres à provoquer la tuberculose; et quelle condition plus favorable peut-on rencontrer que la présence d'un phthisique dans la famille? On a bien signalé déjà que, très probablement, une grande partie des enfants nés de mères tuberculeuses, acquièrent la maladie non par hérédité, mais par l'usage du lait maternel, et ce n'est là qu'un seul mode de transmission, à côté duquel il peut y en avoir beaucoup d'autres que nous ne pouvons pas encore, à l'époque actuelle, préciser d'une façon exacte. En présence des observations positives qui ont été rapportées, je ne conteste pas absolument que la tuberculose puisse être héritée. Mais je ne puis pas me défendre de l'impression que cette hérédité est vraisemblablement une éventualité rare, et qu'en tous cas, comme fait étiologique et comparativement à l'infection extra-utérine, elle doit être reléguée tout à fait au dernier plan. Mais, dès qu'on se place à ce point de vue, les arguments tirés de l'hérédité en faveur de la prédisposition tuberculeuse perdent manifestement de leur poids. »

Le raisonnement de Conheim peut être admis, il déduit logiquement de la théorie parasitaire des hypothèses qu'il est difficile de démontrer, mais difficile aussi de réfuter. L'argument qu'il tire du milieu dans lequel vit l'enfant né de parents tuberculeux est certainement d'une grande valeur. Néanmoins il est un fait extrêmement important qu'il oublie de considérer, c'est la facilité avec laquelle cet enfant, né de parents tuberculeux, le deviendra lui-même. C'est en un mot le tempérament, la constitution de cet enfant.

Quoique rares, les faits de tuberculose intra-utérine n'en existent pas moins, il y des observations où l'on a trouvé à la naissance des noyaux caséeux dans les poumons de nouveau-nés (Coupland, Parrot, Landouzy) (1); ces noyaux présentent l'aspect tuberculeux caractéristique et il a été possible d'obtenir par l'inoculation *en série* des résultats positifs. « Des faits que je suis en train de recueillir, dit Villemin (2), me démontrent que l'hérédité n'est pas celle d'une simple prédisposition, mais une transmission effective de la maladie absolument comme dans la syphilis. Beaucoup d'enfants naissent réellement tuberculeux comme d'autres naissent syphilitiques et présentent des explosions plus ou moins tardives ou précoces; certains naissent en possédant des lésions apparentes ou cachées, soit dans le système lymphatique ganglionnaire, soit dans les poumons ou les autres organes. C'est ainsi qu'on trouve parfois dans les autopsies, même d'enfants jeunes, des altérations anciennes, caséeuses, sur lesquelles Buhl a attiré l'attention, et dont quelques-unes remontent à la vie fœtale ou ont suivi au moins de près la naissance. »

Il est donc de toute évidence que la tuberculose héréditaire peut se transmettre directement; les faits en sont rares, mais ils existent. Il serait alors possible dans ce cas d'admettre comme expliquant cette transmission, le passage des microbes à travers le placenta, ainsi qu'ont cher-

(1) Progrès médical, 19 août 1882.
(2) Gaz. hebd., 1875, p. 677.

che à le démontrer Strauss et Chamberland (1). M. Quinquaud, parlant de cette hypothèse (2), la regarde comme
admissible pour les cas dans lesquels un scrofulo-tubercu-
leux engendre un phthisique; « car, ajoute-t-il, les cas
moins fréquents où le scrofuleux non tuberculeux engendre un tuberculeux échappent à l'interprétation microbi-
que. »

Quoi qu'il en soit, il est de toute évidence que tous ou
presque tous les tuberculeux, enfants ou adultes, présentent des ascendants qui ont été plus ou moins atteints par
l'infection scrofuleuse ou tuberculeuse. Il est impossible
de nier, entre cette fréquence de la tuberculose chez l'enfant et son existence presque constante chez ses ascendants, une relation de cause à effet.

Que l'infection de l'enfant soit plus ou moins retardée,
qu'elle soit plus ou moins profonde, qu'elle se manifeste
par des symptômes de tuberculose plus ou moins atténués,
il n'en est pas moins vrai qu'à un moment donné elle se
manifeste, et cela d'une façon presque constante, à moins
de circonstances spéciales que nous allons examiner rapidement.

L'enfant est sous le coup de la tuberculose, il la prend
de l'extérieur, cela semble démontré, mais pourquoi la
prend-il plutôt qu'un autre. C'est qu'il est prédisposé,
c'est qu'il a une aptitude spéciale à devenir tuberculeux.
Koch semble aussi partisan de cette théorie de la prédisposition :

« Quant à la tuberculose héréditaire, j'ai remarqué que
les mères tuberculeuses (cobayes) n'engendraient que très

(1) Soc. de biol., 1882.
(2) Th. d'agrég., 1883, p. 109.

rarement des petits tuberculeux. Je pense donc qu'on n'hérite pas précisément du bacille tuberculeux, mais d'un ensemble de qualités qui constituent la « disposition » qui facilite l'envahissement de l'organisme par le bacille. »

Cette prédisposition contre laquelle s'élève Conheim, existe bien certainement. L'enfant né de père et mère tuberculeux est d'ordinaire faible, peu vivace, pour nous servir d'une expression vulgaire, et dès qu'il offrira une porte ouverte au virus tuberculeux, celui-ci trouvera un milieu de culture favorable, et peu après se développant et proliférant envahira l'organisme, l'enfant, incapable de résister, succombera à une tuberculose plus ou moins rapide. Les portes d'entrée seront pour lui nombreuses, nous les examinerons; disons cependant que c'est chez les enfants voués à la misère physiologique que l'on trouve ces lésions superficielles, ces éruptions légères ou inflammations prolongées, en un mot ces lésions scrofuleuses, véritables solutions de continuité, qui deviennent des portes d'entrée de la tuberculose. Ici se placerait la discussion depuis si longtemps débattue, et sur laquelle nous ne pouvons nous étendre, de l'identité de la scrofule et de la tuberculose. Les deux affections sont-elles différentes ; n'ont-elles que des rapports de cause à effet, la scrofule ou plutôt les lésions scrofuleuses doivent-elles disparaître du cadre nosologique pour être remplacées par le terme général de lésion tuberculeuse ?

Nous ne nous prononçons pas encore ; lorsque nous discuterons la lésion scrofuleuse comme porte d'entrée de la tuberculose, nous donnerons l'opinion émise et soutenue par M. Verneuil à ce propos, et nous verrons comment, dualiste convaincu, notre maître reconnaît néanmoins les relations considérables qui existent entre la scrofule et la tuberculose.

Le scrofuleux n'est point un tuberculeux, c'est un individu prédisposé à la tuberculose qui, sous l'influence d'une cause extérieure, sous l'influence d'un état morbide, peut devenir tuberculeux. Il n'a pas les lésions de la scrofule, il peut rester scrofuleux et ne jamais devenir tuberculeux.

C'est ici en effet qu'il faut faire entrer un élément qui joue un grand rôle dans la pathogénie de la tuberculose et que les expérimentateurs laissent bien souvent de côté. C'est le malade lui-même. L'organisme lutte contre l'élément infectieux qui le pénètre, et dans certains cas lutte avec succès. N'est-il pas fréquent de voir des inoculations de maladies manifestement infectieuses rester stériles, suivant les individus sur lesquels elles sont faites. Sans parler des animaux qu'il est difficile de rendre tuberculeux malgré des inoculations répétées avec des matières qui sur d'autres animaux, produisent rapidement l'infection, restons dans le domaine clinique ; nous voyons des individus soumis au milieu d'un foyer épidémique de scarlatine, de variole, de rougeole, rester indemnes de toute contagion, tandis que d'autres y puisent presque immédiatement le poison infectieux ; parmi tous les individus mordus par un même chien hydrophobe, quelques-uns échapperont à l'inoculation ; la diphthérie n'atteint pas tous les individus en contact avec les diphthériques ; et puis on sait que, dans presque tous les cas d'inoculation cutanée, les individus atteints étaient presque toujours en état de réceptivité, quelle que soit du reste la cause de cet état de réceptivité. M. Reclus cite dans la *Gazette hebdomadaire* (1) : « une de ses jeunes clientes de 23 ans, vaccinée

(1) Reclus, Gaz. hebd., 1882, p. 746.

depuis sa naissance, *infructueusement* 19 *fois*, de toutes les manières et par tous les procédés. » M. Reclus ajoute avec juste raison que pour la tuberculose il en est de même, qu'il existe des individus *réfractaires*, et que de ces exceptions il ne faut pas conclure à la non contagion possible des différentes affections manifestement transmissibles.

Des faits cliniques journaliers viennent aussi nous montrer l'irrégularité de l'inoculation tuberculeuse directe, due à l'état même de l'individu inoculé, due à la résistance de l'organisme atteint. « Lepelletier et Goodlad s'inoculèrent sans résultat la sérosité d'un vésicatoire appliquée à un sujet phthisique ; Lespiau s'inocula de la matière tuberculeuse et tous les jours les jours les étudiants en médecine peuvent se piquer en disséquant des cadavres de phthisiques, sans éprouver plus tard de symptômes morbides » (1), à moins, ajoutons, qu'il *n'existe une prédisposition*. Nous y reviendrons.

De tout ce qui précède que résulte-t-il ? qu'il existe, suivant nous, des individus *prédisposés*, des individus, pourrions-nous presque dire, *milieux de culture favorables ;* ce sont les débiles, les fatigués, les gens atteints de misères *sociale* ou *physiologique* ; mais dans ceux-ci deux catégories bien nettes devront être établies les uns voués à la tuberculose par hérédité, et les autres devenus aptes à se tuberculiser par épuisement de l'organisme incapable de lutter.

Au point de vue clinique, cette division est importante, et nous y reviendrons dans un chapitre spécial. Actuellement nous ne voulions que montrer qu'il est nécessaire de tenir grand compte de l'état de l'organisme inoculé, qu'il est permis ainsi de comprendre comment tout être vivant

____

(1) Schmitt, Tuberculose expérimentale, Th. agrég., 1883, p. 59.

constamment plongé dans un milieu bacillifère, peut cont
nuer à vivre, comment tout homme vivant au milieu d'
foyer infecté et infectant, n'est pas atteint par la contagi
et comment la phthisie malgré sa fréquence considérab
est rare relativement à la permanence des causes d'inoc
lation au milieu desquelles nous vivons.

Beaucoup d'inoculations bien et dûment effectuées re
tent stériles. Le virus infectieux pénètre dans l'organisr
par une des portes d'entrée que nous signalons dès l'abo
puis quoique ayant pénétré dans l'organisme, quoiq
étant dans le torrent circulatoire, il peut ne donner lieu
aucun symptôme, et ne révéler sa présence par auc
trouble de la santé.

Mais qu'un incident parfois léger, qu'une cause de dét
litation survienne, et nous verrons dès lors rapidemer
parfois subitement se produire une localisation tuberculeu
jusqu'alors latente, le virus révèle tout à coup sa pr
sence. Il peut se localiser là au point où il est appar
mais aussi il peut se généraliser, il peut envahir peu à pe
infecter tout individu, de tous côtés ses manifestations
multiplient, et le malade ne tarde point à succomber.

Après avoir étudié les portes d'entrée de la tuberculos
après avoir montré comment, même tuberculeux (et nou
entendons par ce terme de tuberculeux, un individu cont
nant en lui-même le virus infectieux, le germe tuberc
leux) comment, disons-nous, même tuberculeux un mala
peut vivre longtemps, avec toutes les apparences de
santé, et dans certains cas ne voir ses tubercules se r
véler par aucune manifestation. Ainsi que le dit d'u
façon si juste M. le professeur Verneuil, c'est un tuberc
leux en puissance; et comme le fait si bien remarqu
M. le professeur Peter, au point de vue clinique, lorsqu

distingue les tuberculeux des phthisiques ; nous étudie-
rons le mode de généralisation de la tuberculose.

Nous verrons comment se diffuse en quelque sorte le microbe, comment les lésions surviennent éloignées de sa
porte d'entrée, comment longtemps après son accès dans
l'organisme, il peut se manifester alors que rien ne révé-
lait sa présence ou que tout, s'il existait des antécédents
éloignés, devait faire croire à sa disparition.

DES PORTES D'ENTRÉE DE LA TUBERCULOSE

Localisation primitive.

Ainsi que nous l'avons dit précédemment, l'air extérieur, ou les ingesta sont le véhicule du contage tuberculeux; disons actuellement que toute surface en contact avec cet air extérieur ou ces ingesta peut donner entrée au microbe : nous avons ajouté qu'il fallait tenir compte de la constitution du malade lui-même, des tissus dans lesquels avait pénétré l'élément infectieux, en un mot du milieu favorable ou non à son développement, à sa culture.

Ce sont ces différents points que nous allons étudier pour le faire avec ordre, nous examinerons les portes d'entrée que peut offrir le tégument cutané et les lésions que produit sur ce tégument la présence du microbe infectieux ; puis nous examinerons les portes d'entrée muqueuses que nous pourrons diviser en deux groupes anatomiques, deux groupes en rapport avec la division même des muqueuses, la porte d'entrée dans les muqueuses dermo-papillaires et portes d'entrée des muqueuses proprement dites.

Nous verrons encore ici une analogie frappante entre les deux modes de pénétration du microbe dans le système tégumentaire cutané d'une part, et dermo-papillaire de l'autre, bien différents de celui que l'on observe dans le système des muqueuses proprement dites.

PORTES D'ENTRÉE DU TÉGUMENT EXTERNE. INOCULATION
DIRECTE.

Avant d'examiner quelles sont ces portes d'entrée, quel
mode de pénétration emploie le micro-organisme pour
pénétrer à travers le tégument externe, une première question se pose qu'il faut tout d'abord résoudre. Le tégument
externe donne-t-il passage au micro-organisme tuberculeux? existe-t-il des raisons qui permettent de penser
que le tégument est une voie d'introduction du germe
tuberculeux?

Lorsque l'on recherche chez un tuberculeux les premières lésions qui, chez lui, sont apparues, lorsque l'on revient
dans ses antécédents pathologiques, presque toujours sinon
toujours on trouve des engorgements ganglionnaires dans
l'enfance; or ceux-ci sont caractéristiques de la scrofule, ou,
tout au moins nous allons essayer de le prouver, dans certains cas de la tuberculose.

En effet, si l'on fait l'ablation de ces ganglions, si l'on
vient à les examiner au microscope, on constate qu'ils contiennent ou qu'ils ne contiennent pas de bacilles caractéristiques de la tuberculose.

Dans le premier cas, il est certain que le bacille a pénétré
dans ce ganglion, il n'a pu y naître, s'y développer spontanément.

Or, l'entrée de tout virus, syphilis, chancre mou, etc., est
marquée au début par l'augmentation de volume du ganglion
causée par l'entrée dans le système lymphatique, du microbe spécifique, le ganglion est le lieu de rendez-vous
de ces micro-organismes, c'est sa première étape dans sa
généralisation, ou c'est sa seule localisation. Il est impos-

sible de nier ce rôle des ganglions, il est non moins imp[ossi]
sible de nier la nécessité d'une lésion de même nature[au dé]
département lymphatique cutané en rapport avec les g[an-]
glions envahis. Les idées si brillamment soutenues [par]
Velpeau restent vraies avec les nouvelles opinions scie[nti-]
fiques.

« L'angioleucite, dit-il, est due à la pénétration dans [les]
lymphatiques de matières irritantes ou septiques. » Il [est]
impossible de comprendre cette pénétration s'il n'ex[iste]
pas une solution de continuité au tégument, et Velp[eau]
affirmait qu'il ne pouvait exister d'adénite sans perte [de]
substance du département en rapport avec les gangli[ons]
lymphatiques envahis.

Lorsqu'un phénomène en précède toujours un autre, [on]
est naturellement conduit, il faut même être conduit à [se]
demander si le premier n'est pas cause du second. Une éc[or-]
chure, une petite plaie des téguments, quelque minime qu[elle]
soit, cause les adénites aiguës ; l'irritation gutturale, [les]
érosions de la muqueuse buccale ou pharyngienne, amèn[ent]
dans la diphthérie l'engorgement ganglionnaire; les vési[cu-]
les herpétiques du voile du palais agissent de même.

Par extension, tout ganglion lymphatique augmen[té]
de volume, envahi par un principe septique, par un mic[ro-]
organisme, indique qu'il a existé sur le tégument une [so-]
lution de continuité où s'est faite l'inoculation directe, [par]
un point faible accessible aux micro-organismes qui, [des]
tissus superficiels, ont gagné le ganglion. Enfin, Cruveilh[ier]
admet sans conteste cette opinion et dit : « Je crois d[onc]
qu'on pourrait soutenir cette proposition, à savoir que [la]
tuberculisation des ganglions lymphatiques a toujo[urs]
son point de départ dans les organes avec lesquels [les]
ganglions sont en communication de circulation lymph[a-]

ique; mais que dans un certain nombre de cas, l'irritation phlegmasique ou autre des organes peut disparaître, et la tuberculisation ganglionnaire peut rester comme une affection idiopathique (1). »

C'est donc dans le tégument externe qu'il faut chercher la porte d'entrée.

Celui-ci présente une surface protégée efficacement par les couches épaisses des cellules épidermiques; l'absorption y est nulle ou presque nulle lorsque ces couches épidermiques sont intactes; il serait donc difficile d'admettre la pénétration à travers leur épaisseur du microbe tuberculeux, s'il n'existait quelques points faibles, s'il n'existait des lésions qui permettent la pénétration facile.

Le tubercule n'est, du reste, pas le seul parasite qui choisit le tégument externe comme lieu de séjour ou comme porte d'entrée.

D'autres, plus nombreux et plus volumineux, y existent en quantité.

Les parasites sont de plusieurs espèces, les parasites nomades et les parasites *colons;* il n'est question évidemment ici que de ces derniers, et par analogie avec le microbe tuberculeux cutané, il est permis de rappeler les mœurs de parasites de volume monumental par rapport à lui, tels que les deux éléphantiasis, la gale et les teignes, la chique et le dragonneau, etc.

Il est donc permis par analogie de défendre l'hypothèse de cette introduction par le tégument externe; de plus, des faits cliniques démontrent manifestement la présence du parasite tuberculeux dans la peau elle-même.

Cette introduction évidente ne peut s'effectuer sponta-

1) Cruveilhier, Anat. path. gén., t. IV, p. 723.

nément dans bien des cas. Le parasite tuberculeux n'e
point armé comme ceux que nous avons nommés, ne po
sède aucun moyen physique de pénétration, et l'épiderm
semblerait devoir lui opposer une barrière infranchissabl
Il n'en est rien.

Une solution de continuité, un traumatisme, en u
mot, une inoculation directe peut se produire, les exp
riences et les observations cliniques le démontrent su
abondamment.

L'épiderme protecteur peut être soulevé, détruit, p
une dermatose cutanée ou muqueuse, mettant le derme
nu, ou tout au moins offrant au microbe une surface a
sorbante, qui permettra son entrée par les voies lymph
tiques et par suite son introduction définitive dans l'org
nisme.

Enfin il existe à la surface du tégument une prodigieu
quantité d'orifices constamment ouverts, de dimensio
considérable relativement au volume du microbe tube
culeux, dans lesquels celui-ci pourra pénétrer ; ces orific
sont ceux des glandes sudoripares, des glandes sébacées
des glandes mammaires. Ces glandes offrent au parasi
des voies toutes tracées, des cavités toutes faites, des m
lieux de culture tout préparés. Enfin cette hypothèse e
autorisée par ce que nous voyons toujours se produire po
d'autres parasites qui, plus volumineux et non plus a
més, se servent ainsi de voie tracée d'avance pour pénétr
dans le tégument externe et s'y installer. Le follicu
pileux sert de séjour aux algues, aux teignes et aux spore
le cheveu lui-même sert de conducteur qui mène ces micr
organisme au sein du follicule où ils se cultiveront ;
microbe du furoncle établit domicile dans les glandes sud
rifères et pénètre évidemment par le conduit excréteur

celle-ci ; enfin il est démontré par des examens microscopiques certains que, dans la lèpre, par exemple, les culs-
de-sac glandulaires sont de véritables colonies où pullulent
les microbes de cette affection.

La tuberculose de la mamelle peut être primitive, et
M. Verneuil, dans une de ses cliniques, citait un fait des
plus probants de tuberculose initiale de la mamelle chez
la femme, et ajoutait « qu'il était tout naturel de penser
que les conduits galactophores, les conduits glandulaires
étaient le point d'entrée du parasite qui, parvenu dans la
glande, trouvait un milieu des plus favorables à sa prolifération ». Cette opinion de notre maître fut dans le cas particulier vérifiée histologiquement, et M. Nepveu trouva au
microscope les culs-de-sac glandulaires du sein enlevé
absolument remplis de microbes, ayant absolument la
forme de ceux décrits par Koch. Aucun autre signe de tuberculose n'existait chez la malade, et dans sa famille il
n'était possible de trouver le moindre antécédent tuberculeux. Un traumatisme seul semble avoir été l'occasion de
la pénétration du parasite.

OBSERVATION I. (Inédite.)

Le nommé Kneff (Pierre), âgé de 21 ans, employé de commerce, entré
le 3 février 1883 à l'hôpital de la Pitié, salle Michon, nº 53, service de
M. le professeur Verneuil.

Ce jeune homme, grand, robuste, eut, à l'âge de 7 ans, une ostéo-
myélite ayant suppuré ; sur la face antérieure de la jambe droite, on
trouve encore les cicatrices provenant de cette lésion ancienne. La
mère du malade est bien portante, le père est mort tuberculeux. Chez
notre malade on ne trouve aucun signe de strume net dans son enfance.

La lésion qui l'amène actuellement à l'hôpital débuta à la suite d'un
traumatisme.

Verchère.   3

Il se fit d'abord, dit-il, une sorte de petite grosseur qui s'ouvrit sp
tanément, il en sortit de « l'humeur ».

Actuellement, on trouve une série de petits orifices à l'emporte-pi
répandus au niveau de la face externe de la jambe gauche, sur u
étendue circulaire du diamètre à peu près d'une pièce de 5 francs.
peau qui sépare ces orifices est amincie, violacée, décollée.

Dans l'aine, du même côté, se trouve un engorgement ganglionna
indolent, mais très marqué.

La peau malade et les tissus sous-jacents sont largement enlevés
thermocautère, le 9 février 1884.

M. Nepveu examina des coupes de la peau et trouva des bactér
tuberculeuses en grande quantité dans les glandes de la peau.

Le malade guérit rapidement, et sortit sans avoir présenté auc
phénomène du côté de ses ganglions, ni du côté de ses viscères.

OBSERVATION II (résumée).

(Mathieu. Soc. anat., 1883, p. 175, cité dans la thèse de Hanot.)

Une femme d'une quarantaine d'années présentait un gonfleme
assez considérable des deux jambes et des deux pieds. A la base d
orteils surtout, les papilles de la peau étaient devenues saillantes, v
lumineuses; elles constituaient de véritables papillomes. A certai
endroits, il s'était produit des ulcérations inégales, arrondies, à bor
déchiquetés, à fond grisâtre, légèrement suintant, sanieux, avec de p
tites saillies livides. Chez cette femme, des poussées inflammatoi
profondes, massives, se reproduisaient à intervalles irréguliers. Ce
femme mourut dans le dernier degré de la cachexie et d'épuiseme
après trois ou quatre ans de maladie. A l'autopsie, on trouva u
poussée généralisée de *tuberculose miliaire*.

Des coupes histologiques, pratiquées sur la peau des membres in
rieurs, firent voir à un premier degré les papilles cutanées infiltrées
comme injectées par les éléments embryonnaires. *Plus profondéme
des masses embryonnaires englobaient les glandes sébacées et sudoripar
d'autres traînées plus régulières semblaient contenues dans des vaissea
lymphatiques.* A de certains endroits, les éléments embryonnaires étai
devenus extrêmement nombreux. Il s'était produit des ulcérations. A
niveau de ces ulcérations, il existait des follicules tuberculeux très r
connaissables.

Ces différents modes de pénétration du bacille tuberculeux que nous venons d'indiquer pourront, dans quelques cas, ne pas exister seuls. Il est certain que l'inoculation directe par la lancette, par la piqûre anatomique, est suffisante pour expliquer l'entrée du bacille tuberculeux. En sera-t-il de même pour les lésions si superficielles de certaines dermatoses qui précèdent si manifestement la tuberculose, qui amènent des adénites, sinon toujours, tout au moins si souvent tuberculeuses, en est-il de même pour l'introduc tion glandulaire ?

Lorsqu'il existe à la surface du tégument une lésion, pouvant s'inoculer de proche en proche, capable de s'étendre, de se propager, si le *malade* ou le *médecin* souvent *sème* pour ainsi dire la lésion sur les surfaces environnantes, il se fait une véritable auto-inoculation. Le virus localisé en un point est transporté, éparpillé, semé en un mot, et à une lésion qui eût pu rester unique, localisée, succède une suite non interrompue de lésions semblables qui évoluent isolément. Les auto-inoculations de furoncle sont trop connues pour qu'il soit nécessaire d'y insister ; les inoculations successives de certains petits abcès folliculaires du dos de la main, et leur multiplication est trop fréquente pour qu'il faille s'y arrêter.

Les petits traumatismes, les petites solutions de continuité, sont les causes de ces auto-inoculations.

Ici, pour le tubercule, même fait se produit : en examinant, en explorant, en traitant même souvent certaines lésions superficielles, le médecin peut être l'agent actif d'introduction du virus ; il ouvre la porte d'entrée au-devant de laquelle se pressaient les colonies de microbes arrêtés à la surface du tégument ; le malade, lui aussi, porteur de ces lésions recélant, dans leurs anfractuosités, les

germes contages (on les y a trouvés), peut lui-même leur
ouvrir une porte d'entrée. Le mouvement le plus naturel
chez le malade est de toucher à son mal; lorsqu'il existe
un « bobo » quelconque, toujours l'enfant y porte la main,
le tourmente, l'écorche, le fait saigner. Quelle porte
d'entrée plus naturelle, quel moyen plus pratique d'inoculation? Une inoculation expérimentale n'est jamais
dans d'aussi bonnes conditions pour obtenir un résultat
positif :

Elle se fait chez un individu prédisposé, chez un enfant
qui de par sa constitution, sa prédisposition, l'hérédité, si
l'on veut, possède une lésion superficielle, placée à l'air
libre, en contact avec toutes les bactéries contenues dans
celui-ci ou, comme cela a été démontré, avec toutes les
spores qui y séjournent; ceux-ci y trouvent un milieu de
culture, ils y vivent, ils y restent, ils ne pourront pénétrer
dans l'organisme, dont le tégument, quoique affaibli, op-
pose encore dans certains cas une barrière suffisante; mais
par un micro-trauma le sérum sanguin vient baigner ces
spores, ces bactéries, grâce à lui, elles peuvent pénétrer
dans la petite plaie qui a été faite, arriver ainsi jusqu'aux
réseaux lymphatiques superficiels, dans lequels elles sont
reçues. Les ganglions sont rapidement envahis ; le parasite a pénétré dans l'organisme. Celui-ci doit désormais
lutter contre lui, contre son envahissement.

En résumé, il existe deux modes de pénétration possible
par le tégument externe :

1° L'inoculation directe, traumatisme, piqûre, se produit sous deux formes : 1° la piqûre anatomique ou 2° une
véritable auto-inoculation superficielle par destructions
traumatique de l'épiderme protecteur.

2° Les lésions superficielles dues à des affections de la

peau ou les orifices naturels du tégument externe, glandes sudoripares, sébacées ou mammaires.

INOCULATION DIRECTE, PAR UNE SOLUTION DE CONTINUITÉ TRAUMATIQUE DU TÉGUMENT EXTERNE.

Tubercule anatomique. — L'inoculation directe expérimentale ne fait plus de doute pour personne et les expériences qui les premières démontraient la contagion de la tuberculose ont été une inoculation directe.

Kortum, en 1789, avait injecté à un enfant, mais sans résultat, la sérosité d'ulcérations scrofuleuses; Hébréard, Guersant, Richard, n'auraient pas réussi dans leurs inoculations sur les animaux. Lepelletier (de la Sarthe) tente sur lui-même l'inoculation, qui reste négative. Enfin, Cruveilhier et Lombard essayèrent de produire des tubercules en injectant de petits corps étrangers dans les bronches, et n'obtinrent que des foyers de pneumonie catarrhale (1).

Ces expériences restaient oubliées; c'est Villemin qui, en 1865 et 1866, communiqua les résultats de ses inoculations, et rendit indéniables les preuves de la contagion de la tuberculose. Ces expériences furent toutes des inoculations directes.

« Si l'on fait, dit-il (2), à l'oreille d'un lapin, à l'aine ou à l'aisselle d'un chien, sur une étroite surface préalablement rasée, une plaie sous-cutanée, si petite, si peu profonde qu'elle ne donne pas la moindre gouttelette de sang,

(1) Schmitt, Tuberculose expérimentale, th. d'agr., 1883, p. 84.
(2) Villemin, Bull. de l'Acad. de méd., 5 déc. 1865.

et qu'on y insinue, de manière qu'elle ne puisse s'en échapper, une parcelle, grosse comme une tête d'épingle, de matière tuberculeuse, prise sur l'homme, sur la vache ou sur un lapin déjà rendu tuberculeux; si, d'autre part, avec une seringue de Pravaz, on instille sous la peau d'un animal quelques gouttes de crachat de phthisique, rendues plus liquides par leur mélange avec un peu d'eau, voici ce qu'on observe : le lendemain de l'opération, la palpation la plus attentive ne perçoit plus aucune trace de la matière inoculée, les bords de la plaie sont agglutinés. Puis, au bout de quatre ou cinq jours au plus, il se produit une légère tuméfaction, accompagnée parfois de rougeur et de chaleur, et l'on assiste au développement progressif d'un tubercule local, qui varie depuis la grosseur d'un grain de chènevis jusqu'à celle d'une aveline... Dans les premiers temps qui suivent l'inoculation, les animaux ne présentent aucune altération appréciable dans leur santé. Quelques-uns reprennent un embonpoint relatif; d'autres vont en s'affaiblissant progressivement, tombent dans le marasme, souvent sont pris de diarrhée colliquative, et succombent dans un état de maigreur extrême.

Lorsqu'on autopsie les animaux, on remarque que les tubercules du lieu d'inoculation sont constitués par une masse caséeuse, autour de laquelle se voient très souvent de très petites granulations jaunâtres qui s'infiltrent assez loin dans le tissu conjonctif intermusculaire. Les ganglions lymphatiques en communication avec la plaie d'inoculation se tuméfient assez souvent, se parsèment de granulations, de nodules tuberculeux, et aboutissent même quelquefois à une transformation caséeuse complète. On constate généralement des tubercules dans le poumon... L'éruption tuberculeuse ne se borne pas aux poumons;

elle se fait plus ou moins abondante dans les ganglions lymphatiques, l'intestin, le foie, la rate, les reins. Très souvent ces organes en sont farcis. Les membranes séreuses, notamment l'épiploon et le mesentère, sont quelquefois criblées de granulations innombrables. Selon l'époque à laquelle remonte l'inoculation et la rapidité plus ou moins grande avec laquelle s'est faite l'éruption, on trouve des tubercules gros, transparents, jaunes et caséeux, ramollis, des cavernes, des ulcérations.

Lorsque les animaux sont sacrifiés avant le quinzième jour, il est rare qu'on constate des tubercules dans les organes; il s'écoule donc, entre le moment de l'inoculation et celui de l'éruption tuberculeuse, un certain temps qui nous a paru varier entre dix et quinze jours environ (1). »

Et ailleurs : « Ne sachant à quel degré de son évolution le tubercule est le plus propre à l'inoculation, nous avons toujours pris la matière à inoculer sur deux granulations, l'une grise, et l'autre au début de son ramollissement; nous les avons choisies, autant que possible, ailleurs que dans le poumon, afin d'être moins exposé à prendre les produits inflammatoires consécutifs plus communs dans cet organe que dans tous les autres.

« Les sujets auxquels nous avons emprunté cette matière n'étaient morts que depuis vingt-quatre à trente-six heures (2). »

Les expériences de Villemin que nous venons de rapporter furent bientôt suivies de beaucoup d'autres; il est impossible et il serait hors de propos de les citer; on les

(1) Villemin, De la virulence et de la spécificité de la tuberculose Acad. de méd., août 1868.
(2) Villemin, Bull. de l'Acad. de méd., 5 déc. 1865.

trouve longuement exposées dans les thèses de Schmitt, de H. Martin, de Quinquaud, de Hanot.

Nul doute actuellement ne peut subsister. La transmission par inoculation du tubercule à l'homme reste moins démontrée. Les expériences, on le conçoit, sont impossibles, et, malgré les tentatives coupables de Demet, Paraskova et Zablonis, qui furent suivies de succès, les cas d'inoculation sont rares.

Lepelletier et Goodlad s'inoculèrent sans résultat la sérosité d'un vésicatoire appliqué sur un sujet phthisique ; Lespiau s'inocula de la matière tuberculeuse même : le résultat fut négatif. « Tout cela, ajoute Schmitt, qui rapporte ces expériences, prouve uniquement que le tubercule est moins facilement inoculable que d'autres produits infectieux ; qu'il exige un contact plus prolongé avec les tissus ; qu'il demande un certain état de réceptivité ; en un mot, qu'il faut, pour que l'inoculation réussisse, certaines conditions de milieu qui n'étaient pas réalisés dans les cas indiqués. »

Bien que les expériences sur l'homme manquent, nous pouvons peut-être tirer une conclusion de celles qui ont été faites sur le singe, dont l'organisation est si rapprochée de celle de notre espèce. On sait, en effet, que le singe présente une tuberculose spontanée, très analogue comme marche et comme lésion à la tuberculose humaine, et que l'inoculation détermine chez lui une affection absolument semblable.

Les expériences de Krishaber et Dieulafoy démontrent manifestement la transmission par inoculation de la tuberculose de l'homme au singe, sans qu'il soit possible d'admettre que l'on a sous les yeux, dans les résultats positifs, des cas de tuberculose spontanée.

Autrefois, les auteurs admettaient plus facilement la
ontagion possible par inoculation directe, par piqûre ana-
omique, et Morton, Valsalva redoutaient les autopsies de
hthisiques, comme dangereuses et pouvant entraîner la
uberculose chez les individus qui se blessaient en les pra-
iquant.

Morgagni, dont le courage scientifique et professionnel
'était pas bien considérable, puisqu'il avoue lui-même
qu'après avoir vu deux malades succomber à la variole
ans sa jeunesse, « averti par cet exemple, ne voulut jamais visiter ensuite de ces malades, pas même lorsqu'il
ut appelé chez des princes (1) », craignait, les autopsies de
hthisiques, et évitait de les pratiquer. Dans la même
ettre, il ajoutait qu'on ne pouvait savoir si on est ou si on
'est pas en état de réceptivité, que « la disposition de tous
les prosecteurs n'étant pas la même..., qui niera que le
conseil des auteurs plus timides ne soit pas plus sûr que le
conseil des auteurs plus hardis ».

Dans sa lettre XXII, parlant des phthisiques, il écrit
que ses descriptions seront fortement écourtées, et il en
donne pour raison sa timidité et le danger d'inoculation de
la tuberculose en faisant les autopsies.

« Outre cela, apprenez le principal motif de ma brièveté,
dit-il. Valsava, ayant connu dans sa jeunesse le danger de
devenir phthisique, comme cela a été décrit dans sa vie, fit
moins de recherches, à ce que je crois, sur les cadavres de
ceux qui furent enlevés par des maladies de cette espèce.
Quant à moi, afin de m'ouvrir à vous, j'ai évité ces sujets
à dessein pendant que j'étais jeune, et je les évite encore
dans ma vieillesse, alors pour veiller sur moi, aujourd'hui

(1) Morgagni, lettre XX, t. IV, pages 6 et 7.

pour veiller sur la jeunesse studieuse qui m'entoure, pré
caution dont la nécessité est peut-être exagérée, mais qu
du moins est plus sûre. Ainsi, lui n'en a pas beaucoup dis
séqué, et moi j'en ai à peine disséqué un seul (1). »

Peu de faits cliniques existent d'inoculation directe su
lesquels on puisse s'appuyer pour affirmer cette inocula
tion. M. le professeur Verneuil, dans sa communicatio
récente à l'Académie de médecine (séance du 22 jan
vier 1884), avait appuyé de son autorité la possibilité d
cette inoculation, et apportait une observation.

Nous avons eu l'occasion de recueillir une observatio
analogue chez un étudiant en médecine qui savait que l
sujet dont il faisait l'autopsie, quand il s'est piqué, étai
un phthisique. Chez notre malade, il survint un tubercul
anatomique, puis très rapidement, les lésions pulmonaire
devinrent très étendues. (V. obs. V)

Enfin, M. Besnier, dont la compétence en pareille ma
tière fait autorité, croit à la nature tuberculeuse, bacil
laire de ce que l'on appelle le tubercule anatomique.

Celui-ci, suivant la constitution du sujet auquel il es
inoculé, restera localisé ou pourra se répandre dans l'or
ganisme et, s'il existe quelque tare organique, donner lie
à des foyers tuberculeux plus ou moins dangereux suivan
leur siège.

Suivant M. Besnier, des auto-inoculations pouvaient s
faire par les procédés auxquels il a renoncé pour le traite
ment du tubercule anatomique, le grattage et les scarifica
tions. Par ces méthodes, il craint, et avec juste raison, sui
vant lui, de produire de véritables auto-inoculations, qu'i
n'a plus à redouter par la méthode qu'il emploie actuelle

(1) Morgagni, « De sed. et causis morborum », lettre 49, § 33.

— 43 —

ent. C'est la même qu'il emploie pour le lupus, nous y
eviendrons. Il fait avec le galvanocautère des ponctions
rofondes, des cautérisations ponctuées, transcurrentes,
étruisant complètement in situ, et la lésion elle-même
t le parasite sans crainte d'ouvrir une porte facilitant son
ntrée dans le torrent sanguin ou lymphatique,

L'observation de Laennec rappelée par M. Verneuil dans
a communication à l'Académie est une preuve de cette
noculation possible. « Faisant l'autopsie d'un tubercu-
eux, Laennec s'effleura la peau avec une scie, il survint
eu de temps après une petite tumeur, au centre de la-
uelle apparut un point blanchâtre, qui fut détruit par
e chlorure d'antimoine ; il se produisit une cicatrice, et
ingt ans après, Laennec mourait phthisique. »

OBSERVATION III.

(Hanot. Art. Tuberculose, Dict. de méd. et chir. prat., p. 233.)

Demet, Paraskova, Zablonis, en 1874, inoculèrent des crachats de
nthisiques à un moribond atteint de gangrène du gros orteil gauche
ar oblitération de l'artère fémorale, et trouvèrent, trois semaines
orès, quelques tubercules dans le poumon et dans le foie.

OBSERVATION IV.

Verneuil. Acad. méd., 22 janvier 1884; Semaine méd., 1884. p. 31.)

X..., étant externe de M. Cadet de Gassicourt, faisait toutes les au-
psies du service. Au mois de juillet 1877, quatre ou cinq jours après
ie piqûre, il ressentait une petite douleur au niveau de la racine de
ongle de l'annulaire droit. Immédiatement, il aperçut au point malade
ie petite papule non inflammatoire, au sommet de laquelle apparut,
nelques jours après, un petit point blanchâtre, qui s'ouvrit et donna
au à l'écoulement d'une petite gouttelette de pus, sans amener la
sparition de la douleur intolérable ressentie par le malade.

L'écoulement de pus continua pendant environ un mois, et cela m
gré l'application de topiques divers. A ce moment-là, la papule [
l'aspect de certains tubercules anatomiques, puis elle s'accrut sans
lâche pendant trois ans. Son mode d'accroissement fut invariablem
le suivant : au voisinage de la partie malade, apparaissait un p
point blanc qui suppurait, s'agrandissait, prenant l'aspect d'un p
papillome, et finalement se réunissait à la masse principale. Le mal
fut vu à cette époque par plusieurs médecins, et une foule de moye
les uns locaux, les autres généraux, furent employés sans résu
aucun. Le traitement antisyphilitique, en particulier, fut d'une ine
cacité absolue.

En 1880, époque à laquelle je vis le malade, l'aspect primitif du r
avait disparu ; il ne ressemblait pas à un tubercule anatomique, m
bien à un ulcère scrofuleux, avec son liséré bleuâtre, son fond fc
gueux, etc., etc.; il n'y avait cependant aucun retentissement ganglic
naire. Ajoutons qu'à la face dorsale de la main, il s'était manife
depuis peu un abcès ayant tous les caractères de l'écrouelle cutan
Et cependant le malade ne portait aucune trace de scrofule, il para
sait plutôt arthritique.

Dans ces conditions, il ne nous restait plus qu'une ressource, l'a
putation. Je la pratiquai dans la continuité de la 2e phalange et je p
fitai de la circonstance pour ouvrir l'abcès du dos de la main. C
abcès avait tous les caractères de l'abcès tuberculeux si bien décrit p
M. Lannelongue. La paroi était recouverte d'une capsule épaisse, g
rosé, parsemée de cette semoule tuberculeuse si caractéristique. Me
heureusement, l'examen microscopique de la pièce ne put être fait.

Les suites opératoires furent simples, cependant la guérison de
plaie d'amputation, tout comme celle du dos de la main, fut de long
durée.

Néanmoins, l'état général du malade s'étant amélioré, il put pass
ses examens et alla se fixer en province.

L'exercice de sa profession le fatiguait beaucoup ; passant des qu
torze et quinze heures en voiture par jour; il ne tarda pas à éprouve
du côté de la région lombaire, un douleur vive, qui se traduisit bient
par l'apparition de deux abcès froids, probablement [en rapport av
les masses apophysaires et les lames vertébrales ; ces abcès s'ouvriren
devinrent fistuleux, et les bords de la fistule ne tardèrent pas à prend
les caractères des fistules tuberculeuses.

Au commencement de 1883, à la suite d'une *contusion des moigno
amputés*, la cicatrice s'enflamma, suppura, s'ouvrit, et nous vîmes so
tir la portion de phalange que nous avions conservée. Cette phalang

ait blanche, d'un aspect en tout semblable à celui que nous sommes
abitués à trouver dans les séquestres tuberculeux.

La santé générale avait faibli à ce moment, mais les viscères, pou-
on, foie, etc., étaient sains.

Je revis le malade en novembre 1883 ; à ce moment, son état avait
npiré, le rachis et toute la partie inférieure du corps étaient le siège
e douleurs intolérables ; il avait une vraie hyperesthésie cutanée, des
ouvements cloniques des membres inférieurs sans contracture, en un
ot, tous les signes d'une méningite rachidienne produite par abcès
ssifluents.

Depuis cette époque le malade va beaucoup mieux; mais ces abcès
ppurent encore.

Observation V (personnelle).

Le nommé X...., étudiant en médecine, vient depuis quelque temps
la consultation de M. Besnier, à l'hôpital Saint-Louis, pour un tuber-
le anatomique qu'il porte au niveau du pli interdigital qui sépare le
uce de l'index de la main gauche.

Ce jeune homme, âgé de 38 ans, avoue que son père est tuberculeux.
ui-même se portait relativement bien ; il avait bien quelques accès de
ux, il était un peu maigre, mais toujours, disait-il, il avait été ainsi.
ans son enfance, il eut, dit-il, une entorse de l'articulation de la han-
e, mais nie toute espèce de tumeur blanche de ce côté (nous ne pou-
ns l'examiner avec grand soin au point de vue de sa hanche, craignant
l'effrayer par des recherches trop spécialisées). Il y a quatre ou cinq
ois, il se fit une piqûre au niveau de la partie dorsale de l'espace in-
rdigital en faisant une autopsie ; cette piqûre avait des caractères
u marqués, elle était assez régulière ; les bords d'une petite ulcéra-
n qui s'était produite ne présentaient rien de spécial. Le fond était
peu rouge, néanmoins pas de tendance à la cicatrisation.

Un mois après, faisant une autopsie *de tuberculeux*, le malade se
ppelle absolument que le cadavre était celui d'un tuberculeux, il s'é-
rche à peu près au même niveau avec un éclat de côte; il continue
anmoins l'autopsie.

Dès ce moment, l'ulcération s'agrandit notablement; elle prit une
rme irrégulière, et, quand nous la voyons, elle présente dans les
rties qui n'ont pas encore été traités les caractères les plus frappants
tubercule anatomique. La cicatrice obtenue par le traitement de
Besnier est grande comme une pièce de 5 francs en argent.

La tumeur qui existe présente les dimensions d'une pièce de 2 francs.

Tous les trois ou quatre jours, M. Besnier fait des cautérisations profondes dans toute l'épaisseur du tubercule avec le galvanocautère.

Depuis l'apparition de ce tubercule, l'état général s'est complètement modifié, nous dit le malade; il est oppressé, la figure est pâle, cireuse; les joues sont excavées, les yeux brillants; en somme, le malade a tous les aspects d'un tuberculeux avancé. Nous ne l'avons pas ausculté, mais le diagnostic était bien évident.

A tous ces faits, on peut opposer les cas nombreux où des tubercules anatomiques se développèrent sans donner lieu ultérieurement à la généralisation ; la plupart de ces cas tendent à la guérison, après être restés stationnaires pendant un temps variable; peu à peu le tubercule diminue, enfin disparaît quelquefois sans laisser de traces, parfois en laissant une cicatrice plus ou moins marquée.

On trouvera la réponse à cet argument dans les considérations générales que nous avons exposées. Le malade pourra être réfractaire à la tuberculose ; l'inoculation donne un résultat négatif. Telles diathèses, et en particulier l'arthritisme, s'allient mal à la tuberculose ; et l'inoculation n'amène dans ce cas aucun trouble. Le germe tuberculeux *meurt in situ*, et n'a nulle tendance à se généraliser ultérieurement.

INOCULATION DIRECTE CONSÉCUTIVE A UNE AFFECTION DE LA PEAU.

Dans certaines affections de la peau, la présence du bacille tuberculeux a été constatée manifestement ; ces lésions presque toutes apparaissant chez l'enfant, sont presque toujours des lésions scrofuleuses. Mais ces lésions contiennent-elles toujours le germe contage?

Nous avons dit, que dans bien des cas, les enfants de tuberculeux, devant devenir eux-mêmes plus tard tuberculeux naissaient scrofuleux et non tuberculeux ; on sait que d'autres diathèses, telles que la syphilis, peuvent aussi donner lieu à la naissance d'enfants scrofuleux ; en somme, comme le dit Grancher, dans le remarquable article qu'il fit sur le scrofule (1) « l'hérédité d'une part, et d'autre part, la misère et l'encombrement dans un lieu humide et mal aéré, telles sont les véritables causes de la scrofule, les seules qui soient démontrées ».

Les lésions de la scrofule sont nombreuses et se serait sortir du cadre que nous nous sommes tracé que de les étudier toutes. Disons pourtant qu'en examinant celles sur lesquelles ont été faites les recherches qui nous intéressent, nous pouvons conclure des unes aux autres et que nous verrons ainsi que la relation existe entre la scrofule et la tuberculose.

Nous ne voulons pas reproduire toute la discussion, déjà traitée dans nombre d'auteurs, des rapports qui existent entre la scrofule et la tuberculose, nous chercherons à mettre en lumière simplement, comment l'une peut servir de porte d'entrée à l'autre, tout en restant l'expression d'un état particulier, ayant sa place à part, ses lésions spéciales, ses caractères déterminés.

Villemin, semble admettre une distinction entre les lésions tuberculeuses et les lésions simplement scrofuleuses.

Kiener s'est récemment occupé de ce sujet, et dans sa communication à la Société des hôpitaux, il donne le résultats de ses recherches sur l'inoculabilité de tubercules et de scrofulomes. Deux questions, dit-il, étaient à résou-

(1) Grancher, Art. Scrofule, Dict. encyclopédique, p. 320.

dre ; l'inoculation des tubercules peut-elle produire des affections localisées analogues aux affections scrofuleuses ? L'inoculation des produits scrofuleux provenant de l'homme donne-t-elle aux animaux la tuberculose?

Pour ce qui regarde le premier terme de ce problème l'auteur constate que chez des cobayes en expérience, jamais il n'a pu obtenir une affection localisée rappelant par sa durée, par sa curabilité et ses récidives, la marche de la scrofule humaine. Aucun des animaux inoculés n'a survécu plus de quatre mois, et la généralisation a eu lieu dans tous les cas. Kiener conclut : « les germes tuberculeux lèvent immédiatement dans les lieux mêmes où ils sont déposés, y déterminent une affection locale tuberculeuse et se disséminent ensuite dans l'organisme avec une certaine lenteur, et dans un ordre constant déterminé par le cours de la circulation lymphatique ou sanguine. »

Quant à la deuxième question, celle de l'inoculabilité des produits scrofuleux de l'homme, voici les faits observés par Kiener dans les termes mêmes de sa communication :

« Je possède à ce sujet six faits seulement. L'insertion dans le tissu cellulaire sous-cutané de fongosités provenant de tumeurs blanches et reconnues tuberculeuses par l'examen histologique a déterminé deux fois chez le cobaye une tuberculose généralisée, suivant le mode indiqué plus haut.

« Le même résultat a été obtenu trois fois, en injectant dans la cavité abdominale du pus provenant d'abcès froids de l'homme.

« J'ai, dans ces derniers mois, poursuivi ces recherches avec mon collègue et ami, M. Charvot, dans le but de déterminer la nature d'affections osseuses, d'ulcères et d'abcès incertaines au point de vue clinique. Nos inoculations ne sont pas encore assez nombreuses pour autoriser des conclusions sur la valeur de cette épreuve comme moyen diagnostique. Mais un succès obtenu par des fongosités d'un trajet fistuleux périostique du dos de la main, chez un sujet tuberculeux du poumon, est acquis à la démonstration de l'inoculabilité.

« Enfin, j'ai pu récemment, avec l'obligeant concours de M. le professeur Mathieu, inoculer chez deux cobayes des papules de lupus, provenant d'un homme atteint, depuis plusieurs années, avec conservation de la santé générale, d'un lupus de la cuisse, dont la structure m'était connue histologiquement. Ces deux inoculations ont donné lieu à une tumeur indurée et ulcérée, qui a fini par guérir, sans avoir provoqué aucune trace de tuberculose au bout. de deux mois. »

L'injection de la matière tuberculeuse avec la seringue de Pravaz, dans le tissu cellulaire sous-cutané, donne immédiatement un empâtement diffus qui, du quatrième au sixième jour, laisse voir à la longue un tissu gélatiniforme pénétré de tubercules naissants. Puis les ganglions lymphatiques correspondants se tuméfient et, au bout de trois semaines environ, forment un chapelet dont quelques ganglions sont caséeux et ramollis, d'autres roses et ponctués de points blancs. Dans ces cas il semblerait qu'il y ait, par la matière tuberculeuse injectée, production de ganglions scrofuleux.

Nous concluons, à ce point de vue, avec M. Quinquaud : « L'idée ancienne crée et étend la scrofule aux dépens de la tuberculose ; l'idée actuelle agit dans un sens opposé. Toutefois nous estimons qu'on méconnaîtrait la réalité en sup-

(1) Kiener. Soc. méd. des hòp., 1881, p. 59.

primant la scrofule, qui est née d'une idée clinique ; c'est un état général dont l'école nosologique avait trop élargi le domaine aux dépens de la tuberculose. On avait décrit, sous le nom de scrofule, divers accidents constituant aujourd'hui deux groupes qu'il faut ranger sous les noms de tuberculose externe à colonies, tuberculose des tissus, des systèmes, etc., tuberculose scrofuloïde et de tuberculose traditionnelle de Laennec. »

Si l'on cherche la preuve de ces faits dans la présence ou l'absence du parasite de la tuberculose, on la trouve par deux méthodes distinctes : par l'examen microscopique et par l'inoculation.

Dans diverses lésions réputées scrofuleuses, purement scrofuleuses, il a été donné de trouver le bacille tuberculeux, tel le lupus, par exemple ; par contre, dans beaucoup d'autres, on ne l'a point trouvé, et M. Babès, dans une de ses communications à la Société anatomique, disait que M. Cornil et lui l'avaient en vain recherché (1). « Nos observations, disent-ils, se rapportaient à des cas de tuberculose du pied, des mains et du cou. Nous avions rencontré des follicules tuberculeux très nombreux, avec des cellules géantes bien nettes, mais pas de bacilles. Il est vraisemblable qu'il s'agit là d'une espèce particulière de tuberculose dans laquelle il n'existe habituellement aucune tendance à la généralisation. »

Dans d'autres cas de tuberculose de la peau, au contraire, on trouve des bacilles, et ces bacilles se rencontrent non seulement lorsqu'il y a eu infection générale, mais dans quelques conditions de tuberculose localisée. Il s'agit alors d'ulcérations tuberculeuses qui siègent au

(1) Bull. de la Soc. anat., année 1883, p. 341.

voisinage des orifices muqueux. Cette localisation particulière est le trait commun qui semble devoir relier ces
différents faits.

Comment dès lors interpréter les faits dans lesquels des
antécédents scrofuleux ont seuls précédé la tuberculose et
seuls permettent d'expliquer l'entrée du bacille tuberculeux
dans l'organisme ?

Nous nous trouvons en présence de deux faits qu'il nous
faut examiner : lésions scrofuleuses présentant le bacille
tuberculeux, lésions scrofuleuses ne possédant pas le bacille tuberculeux.

Nous avons à examiner pour chacune les deux modes
d'exploration que l'on a employés pour résoudre la question. D'une part l'examen microscopique, d'autre part
l'expérimentation.

Nous avons vu que les affections où l'on trouve le bacille sont rares, nous avons dit quelle était à cet égard
l'opinion de Cornil et de Babès, néanmoins nous pouvons
citer en première ligne le lupus. Ses rapports avec la
scrofule et la tuberculose ont été récemment étudiés (1).
Pfeiffer, Doutrelepont, Demme, ont constamment trouvé
le bacille tuberculeux dans le lupus ; MM. Cornil et Leloir, dans douze cas de lupus tuberculeux des plus nets,
sur un nombre considérable de préparations, n'ont, malgré une recherche attentive, rencontré aucun bacille (sauf
dans un cas), mais chez un malade atteint de tuberculose
pulmonaire, et encore n'ont trouvé qu'un bacille sur douze
coupes examinées.

De son côté, le Dr Malassez n'a pas non plus trouvé de

____

(1) Renouard. Thèse de Paris, 1884. Du lupus et de ses rappor s
avec la scrofule et la tuberculose.

bacilles dans plusieurs faits de même nature. Quant aux microbes ronds décrits par Schüller dans le lupus, ils ne sont vraisemblablement, d'après les recherches de Cornil et Leloir, que des mastzellen.

De ces travaux, MM. Cornil et Leloir arrivent à conclure que l'agent tuberculeux existait sous une autre forme, microcci, zooglœas. Tuberculose zooglœique de Malassez.

A côté de ces examens négatifs, il nous faut citer ceux où le bacille tuberculeux fut constamment trouvé dans le lupus. Dans un mémoire récent de Koch (1), celui-ci affirme que les bacilles, en petit nombre, furent toujours rencontrés dans le lupus. « Ils étaient exclusivement placés dans l'intérieur des cellules géantes. » Huit cas examinés donnèrent huit résultats positifs. Une planche annexée au travail de Koch montre d'une façon merveilleuse la disposition réciproque des bacilles et de la cellule géante qui les contient ; dans plusieurs on voit un seul bacille au milieu de la cellule géante, dans d'autres deux bacilles, jamais il n'en a rencontré davantage. Ce qui ressort de l'examen des planches, c'est le petit nombre et la rareté de ces bacilles. « Ils sont si rares que dans deux cas on l'a trouvé à la suite de la 27e coupe pour l'un et de la 42e pour l'autre. »

Les inoculations, faites avec des débris de ces lupus, dans la chambre antérieure de l'œil du lapin, donnèrent des résultats positifs. Une planche annexée montre le résultat de ces inoculations, et il est permis d'y suivre toute l'évolution du tubercule depuis la granulation se produisant dans la chambre antérieure jusqu'à la caséification, puis plus tard

(1) Etiologie der Tüberkulöse, in Mittheilungen von Kaiserlichen Gesundheitsamte aus dem Dr Struck.

la généralisation survenait, et l'animal succombait aux progrès de sa tuberculose. Des inoculations en série donnèrent des résultats positifs également.

D'autres expériences avaient été faites antérieurement à celles de Koch ; nous avons cité les noms de Doutrelepont, Demme, Pfeiffer ; Friedlander, dans une argumentation très serrée, passe en revue l'arthrite fongueuse, l'adénite caséeuse, les abcès froids et le lupus, reconnaît l'identité de structure de leurs lésions avec les lésions réputées tuberculeuses, et signale dans leur marche, dans leur terminaison par ulcère, dans leur mode d'extension, et dans leurs récidives, le cachet de malignité locale.

MM. Cornil et Leloir, après avoir constaté l'absence du bacille tuberculeux dans les préparations de lupus qu'ils ont examinées, se demandèrent si le lupus inoculé présente ce caractère essentiel des tubercules, à savoir de se reproduire et d'amener une infection généralisée.

Dans les expériences entreprises pour démontrer ce fait, nous relevons des résultats absolument variables, et les auteurs concluent que « le bacille du lupus est extrêmement rare. Ils rapprochent de ce fait la grande inconstance dans la réussite de l'inoculation ; la longue période qui s'écoule entre l'apparition des tubercules et la date de l'inoculation dans les cas positifs, contrairement à ce qui se passe dans la tuberculose vraie. Si donc le lupus est une tuberculose locale, c'est en tous cas une tuberculose très atténuée. »

MM. Cornil et Leloir ne semblent pas avoir relevé un fait qui pourtant nous semble de grande importance, c'est que, dans certaines de leurs expériences que nous allons rapporter, en les résumant, malgré l'absence de bacilles dans le fragment du lupus inoculé, constatée par un exa-

men préliminaire, les animaux inoculés présentaien
néanmoins, aussi bien au point inoculé que dans les lésion
de la généralisation, un nombre considérable de bacilles

Expérience VIII (résumée).

(Cornil et Leloir. Arch. phys., 1er avril 1884, n° 3, p. 325.)

Le 17 avril 1883, un cobaye est inoculé avec un gros morceau d'u
vaste lupus tuberculeux de la fesse du malade du n° 10 de la sall
Saint-Louis, service de M. le professeur Fournier. *Lupus* examin
pour la recherche des bacilles. Examen n° 4. *Nous n'avons pas trouvé d
bacilles.*

Il est tué le 25 juillet 1883.

On trouve, au milieu des anses intestinales, un nodule gros comm
une petite noisette constitué par des fausses membranes dures, et, a
centre du nodule, un îlot ramolli gros comme un pois.

Tuberculose miliaire aiguë de la rate, du foie et du poumon. Les tu
bercules pulmonaires contenaient *des bacilles.*

Inoculation en série. — Un deuxième cobaye est inoculé le même jou
avec des morceaux de la rate et du poumon tuberculeux. Il meurt d
tuberculose généralisée le 6 septembre 1883.

Un troisième cobaye est inoculé le même jour avec un morceau d
la rate tuberculeuse du précédent, il meurt de tuberculose le 11 dé
cembre 1883.

Un quatrième cobaye est inoculé le même jour avec un morceau d
la rate tuberculeuse du cobaye précédent ; il meurt de tuberculose gé
néralisée le 12 janvier 1884.

Des coupes des tissus tuberculeux de ce dernier, examinées après co
loration d'après le procédé d'Ehrlich, permettaient d'y constater l
présence de *nombreux bacilles.*

Expérience IX (résumée).

(Cornil et Leloir. Loco citato.)

Un cobaye vigoureux est inoculé, le 28 avril 1883, avec un gros mor
ceau de lupus tuberculeux de la fesse du malade du n° 10 de la sall
Saint-Louis, service de M. le professeur Fournier. Lupus examin

pour la recherche des bacilles, Examen n° 4.' *Nous n'y avons pas trouvé de bacilles.*

Il est sacrifié le 25 juillet 1883.

La cicatrisation de la paroi abdominale est complète. On retrouve le nodule lupeux d'inoculation avec les mêmes caractères que dans le cas précédent.

Tous les viscères paraissent absolument sains, sauf la rate, qui contient deux petits nodules miliaires jaunes. Trois ganglions mésentériques sont gros comme de gros pois et en apparence tuberculeux; ils ont un aspect homogène, semi-transparent, légèrement gris jaunâtre.

Sur une surface de section, on y trouve un tissu conjonctif avec énormément de cellules, dont les noyaux sont pour la plupart cvoïdes et volumineux. En outre, on y distingue quelques cellules géantes. Enfin, on y trouve des *bacilles,* mais en *très petit nombre;* ainsi, sur une surface de section qui comprend la coupe d'un ganglion, on trouve seulement *deux ou trois bacilles.*

Inoculation en série. — Le même jour, un deuxième cobaye est inoculé avec les deux tubercules de la rate et l'un des ganglions mésentériques; ce cobaye meurt de tuberculose généralisée le 1er août 1883.

Un troisième cobaye, inoculé avec un fragment du poumon tuberculeux du précédent, meurt de tuberculose généralisée le 15 septembre 1883.

Un quatrième cobaye, incculé avec un fragment de la rate tubercu leuse du précédent, meurt de tuberculose généralisée le 2 décembre.

Les tubercules de ce dernier cobaye, examinées après coloration au moyen du procédé d'Erhlich, *contenaient de nombreux bacilles.*

EXPÉRIENCE X (résumée).

(Cornil et Leloir.)

Un morceau très petit de lupus, qui, examiné, *ne contenait pas de bacille,* et inoculé dans la chambre antérieure de l'œil d'un lapin, donne lieu à une tuberculose locale et générale avec *bacilles.*

De ces expériences il est permis de conclure qu'une lésion ne contenant pas de bacilles appréciables au microscope peut donner lieu à une tuberculose vraie, caractérisée par les résultats positifs de l'inoculation et surtout par l'inoculation en série.

Dans d'autres affections scrofuleuses les mêmes recherches ont été faites et des résultats analogues ont été obtenus.

Reinstadler préparait de la même façon que le microbe tuberculeux des *produits scrofuleux* cultivés jusqu'à la troisième génération; en même temps il instituait des expériences de contrôle, des inoculations directes de crachats tuberculeux, de lait, de bouillie, de farine, d'encre de Chine. Sur 5 lapins des résultats constamment positifs furent constatés et toujours à l'autopsie il trouva une généralisation des tubercules.

A ces inoculations par le lupus ont succédé d'autres inoculations par des affections manifestement scrofuleuses (1).

Max Schüller inocule à six lapins des fragments de ganglions scrofuleux, trois d'entre eux furent atteints. Le premier mourut le douzième jour d'asphyxie et présentait dans les poumons de petits nodules manifestement tuberculeux; le second périt au bout d'un mois présentant des noyaux de pneumonie caséeuse, enfin le troisième, qui ne fut sacrifié qu'au bout de trois mois, présentait de gros tubercules dans le poumon.

Nous rapporterons les expériences que, sur les conseils de M. le professeur Verneuil, institua notre collègue Leloir.

L'impétigo, cette affection si commune dans l'enfance, a été et est encore considéré comme manifestement scrofuleux. (Bazin l'appelait scrofuloïde bénigne.) Il a été considéré par Fox, de Londres, comme contagieux. Cet auteur décrivit même une forme à part d'impétigo qu'il appela

____

(1) Schüller. Exp. u. hist. Untersuchungen, etc. Stuttgard, 1880.

impetigo contagiosa (1864). Cet impétigo survenait particulièrement à la face, au cuir chevelu, aux épaules et
même sur tout le corps. Fox dit l'avoir vu régner épidé-
miquement. Mais il ne semble pas s'être occupé du principe contagieux de l'affection. Le professeur Hardy écrit
n'avoir jamais rencontré aucune éruption impétigineuse
qui se rapprochât de l'éruption décrite par Fox, et il serait
plutôt tenté d'admettre cet impétigo comme une variété
d'éruption vaccinale.

Le Dr Piffard, de New-York, rapporte deux observations d'impétigo contagieux dans lesquelles il aurait dé-
couvert des spores, agents de la contagion.

OBSERVATION VI.

Impétigo contagieux ; sa nature parasitaire, par Henry P. Piffard,
    M.-D., chirurgien du Dispensaire des maladies de la peau. New-
    York med. Journal, t. XV, p. 623.

Sur un enfant de 8 mois, on vit apparaître, après huit jours de vac-
cination, d'abord une belle vésicule, puis, un mois après, de petites
vésicules qui, apparaissant les unes après les autres, envahirent peu à
peu l'avant-bras, le bras, tout en respectant le tronc ; peu à peu l'éruption se généralisa, accompagnée de prurit et d'irritation.

Un enfant du voisinage, âgé de 3 ans, qui venait jouer avec ce petit
malade, fut atteint d'une affection semblable qui se généralisa bientôt ;
puis la grand'mère, la tante et les trois oncles de l'enfant, demeurant
dans la même maison, furent atteints. Dans une consultation, quelques
médecins pensèrent à la syphilis, d'autres à la variole, et divers traite-
ments furent conseillés. L'enfant guérit au bout de cinq à six mois gar-
dant des cicatrices bleuâtres ; les autres membres de la famille n'obtinrent leur guérison qu'au bout de six ou neuf mois.

En décembre, l'enfant fut ramené à la ville complètement indemne.
Trois mois après, une petite fille, que l'enfant n'avait pas vue depuis
quelques mois, mais qui avait été en contact avec lui pendant son affection, fut atteinte d'une ou deux pustules sur le tronc, qui bientôt
furent suivies d'autres.

Je fus alors consulté. Je diagnostiquai impétigo contagiosa et appliquai pommade soufrée.

Deux jours après, je revis l'enfant avec le Dr Latterlee, l'aspect restait le même. Je pris quelques croûtes et les mis dans une solution de potasse, puis, afin de dissoudre autant que possible la matière organique, laissant les organismes végétaux, s'il y en avait, et les rendre évidents ultérieurement.

Le 15 mars, l'enfant était guérie.

Examen microscopique. — La potasse avait dissous les croûtes, à l'exception d'une petite partie qui était restée indemne. J'appliquai de ce dépôt sur un verre, et, après y avoir ajouté de la glycérine, je l'examinai.

J'y vis d'abord des cellules épidermiques sans noyaux apparents, quelques globules de graisse et un peu de matière granuleuse.

Ce résultat négatif persista jusqu'à ce que j'employai une autre méthode. A un plus fort grossissement, je pus apercevoir une forme spéciale. En faisant mouvoir l'objectif, j'obtenais un effet analogue à celui que l'on obtient avec les globules rouges du sang. Le centre et les bords étaient alternativement clairs ou foncés. La première impression était que j'avais affaire à des globules rouges. Mais, après plusieurs examens, j'en arrivai à conclure que j'avais affaire à des organismes végétaux circulaires, et analogues aux globules rouges. Les spores étaient presque toutes isolées, parfois réunies deux ou trois, parfois quatre. Quelques-unes, placées à l'extrémité de la chaîne, paraissaient ovales.

Je n'aurais guère pu conclure d'un seul cas d'impétigo contagieux, mais j'eus bientôt l'occasion d'en voir d'autres.

OBSERVATION VII.

Le 1er avril, vint au Dispensaire une petite fille de 5 ans. Quinze jours auparavant étaient apparues quelques vésicules, qui, peu à peu, s'étendirent sur différentes parties de la face. Véritables vésicules plus ou moins rapprochées. plus ou moins écartées, recouvertes de croûtes. Quelques-unes étaient apparues depuis la veille. Je diagnostiquai impetigo contagiosa.

Examen microscopique. — Les croûtes furent placées dans une solution à 3 0/0 de potasse pure. Puis, placées dans la glycérine, furent examinées. Je n'y retrouvai pas les disques biconcaves analogues aux globules rouges, mais des organismes de formes beaucoup plus irrégulières. Les uns ressemblaient à un spermatozoïde, semblant avoir une

ête et un prolongement filiforme, se mouvant dans le champ du mi-
roscope. Ces deux parties présentaient des différences considérables,
uivant qu'on les examinait sur les uns ou sur les autres organismes.

Quelques spores formaient de véritables chaînes.

Venait-on à quitter l'œil du microscope pour y revenir ensuite, l'aspect
e la préparation avait complètement changé.

Il n'était pas possible de trouver le moindre cheveu. Différence
bsolue avec le microsporon furfur.

J'arrivai aux conclusions suivantes :

Les organismes sont d'ordre végétal.

La première forme est probablement celle d'un filament, après le
lament viennent les autres formes.

Leur présence explique la contagion de l'impétigo, qui peut se ran-
er dans les affections parasitaires de la peau.

Des observations d'impétigo contagiosa peuvent être
rouvées dans Tilburg Fox (British med. Journal, 1864, et
ournal of cutaneous medicine, vol. IV), et plus récemment dans Taylor (An. Journal of syphilography, octobre
871). De plus, le Dr Latterlec fit de nouvelles recherches
onfirmatives de celles-ci que l'on trouve avec détails dans
examen de quelques croûtes d'impétigo contagiosa, dans
e *New-York med Journal,* juillet 1872, t. XVI.

A ces observations microscopiques mises en doute par
e professeur Hardy, il est permis d'ajouter les expériences
aites par M. Leloir qui a bien voulu nous remettre une
ote manuscrite encore inédite et que nous reproduisons
extuellement (1) :

Le 28 juillet 1883, j'inocule 11 cochons d'Inde avec un liquide obtenu
n broyant, dans de l'eau distillée et très légèrement salée, une grande
uantité de croûtes d'impétigo, recueillies au hasard sur la face ou
ans le cuir chevelu de petits enfants teigneux (service du Dr Laïller,
Saint-Louis). Le liquide ainsi obtenu est passé au travers d'un linge
n.

(1) Leloir. Note manuscrite.

J'injecte dans le péritoine de huit cobayes une seringue de Pra
entière du liquide obtenu. Chez trois cobayes, l'injection est poussée s
la peau des plis inguinaux.

Le 30 juillet, quatre cobayes meurent de péritonite aiguë.

Le 6 août, deux autres cobayes, inoculés également dans le périto
meurent. A l'autopsie, on ne constate aucune lésion viscérale app
ciable.

Les deux cobayes survivants, inoculés par voie péritonéale, ont
sacrifiés en avril 1884. Ils étaient très bien portants, et, à l'autopsie
n'ai trouvé nulle part de lésions tuberculeuses ou autres.

Le 10 août, on constate dans les plis inguinaux et les flancs des
bayes inoculés par injection sous-cutanée, de petites tumeurs gros
comme des pois ou de petits haricots. Il y en avait environ de un
deux dans chaque pli inguinal. Ces tumeurs paraissaient indolent
elles n'adhéraient pas à la peau, roulaient sous le doigt et présentai
tous les caractères des ganglions lymphatiques engorgés. La peau n
tait ni rouge, ni chaude à leur niveau.

Le 8 octobre, le plus petit et le plus jeune des trois coba
meurt.

Dans chaque pli inguinal existait une masse sous-cutanée ron
lisse, non adhérente à la peau, et entourée d'une sorte de carap
fibreuse; cette masse était du volume d'une noisette.

A la coupe, il s'en échappa une masse caséeuse, de la consista
du fromage blanc, un peu grumeleuse, jaunâtre; pas de trace de ly
phangite.

Quelques ganglions mésentériques sont rouges, engorgés. Les v
cères paraissent sains. Il existait dans la rate trois ou quatre peti
granulations jaunâtres, du volume d'une tête d'épingle. Leur exam
histologique n'a malheureusement pas pu être fait, pas plus que l'ex
men histologique des ganglions mésentériques engorgés.

Mais ces petites masses jaunâtres, inoculées dans le péritoine
deux cobayes, et les ganglions mésentériques inoculés dans le ven
d'un troisième cobaye, ont été le point de départ de trois séries po
tives (quatre cobayes chacune).

Les cobayes constituant les différents termes de ces trois séries p
sentaient tous, à l'autopsie, des signes évidents de tuberculose milia
généralisée, et des tubercules contenant des bacilles.

Les deux autres cobayes ont été sacrifiés en février 1884.

Il existait dans chaque pli inguinal une masse caséeuse, analogu
celle que j'ai décrite plus haut, ne contenant pas de bacilles, et do
l'inoculation a d'ailleurs donné des résultats négatifs. Les viscè

de ces deux derniers cobayes ont été trouvés également absolument sains.

Depuis cette époque, j'ai pratiqué (avril 1884) quelques inoculations nouvelles, dans de meilleures conditions expérimentales, sur trois co-bayes. Les animaux vivent encore et paraissent absolument bien por-tants. Les résultats obtenus seront publiés en temps opportun.

De tous les faits que nous venons de rapporter, plusieurs enseignements se dégagent.

Les affections scrofuleuses, lupus, impétigo, dans nom-bre de cas, ne contiennent pas de bacilles à l'examen mi-croscopique ; dans quelques cas ils en peuvent contenir.

Il est permis dans ces derniers cas de les considérer dès lors comme étant manifestement des portes d'entrée de la tuberculose. Elles sont déjà devenues tuberculeuses.

Mais lorsqu'il n'existe pas de bacilles, la même affirma-tion ne peut être formulée d'une manière aussi formelle.

L'expérience montre (expériences Cornil et Leloir) que ces lésions non bacillifères inoculées en série peuvent produire des résultats positifs, des tuberculoses générali-sées, où le bacille est rencontré de la manière la plus nette. Comment expliquer ce fait ?

Les spores de l'impétigo décrites par M. Piffard sont-elles les germes du bacille tuberculeux amenés au contact de la lésion scrofoleuse et attendant à ce niveau une ouver-ture quelconque du tégument et des voies lymphatiques pour pénétrer dans les ganglions lymphatiques où, traver-sant un milieu de culture favorable, donneront lieu im-médiatement ou consécutivement à la formation des adé-nopathies strumeuses ou tuberculeuses.

Ainsi que l'ont démontré MM. Cornil et Leloir, à propos du lupus dans le passage que nous avons cité, les bacilles tuberculeux existent déjà probablement à l'état de micrococci, de zoglæa dans les lésions scrofuleuses et ce n'est qu'ultérieurement, par inoculation directe chez les animaux, par auto-inoculation chez l'enfant, que se fera la pénétration.

Nous voyons du reste cette idée déjà exprimée par Grancher, restant dans le domaine de l'anatomie pathologique, sans entrer nullement dans l'examen des doctrines parasitaires : « j'ai dit et écrit que la granulation tuberculeuse ou tubercule adulte était le tubercule type, le cachet de la tuberculose. Tout en étudiant les âges primitifs des tubercules, j'ai donc consacré à la granulation ou tubercule miliaire le sens et la valeur que lui avait donnés Laennec (1).

« Il ne m'est pas venu à l'idée que le processus scrofuleux dût être confondu avec celui du tubercule sous prétexte qu'il se déroule dans le sous-sol de la tuberculose. »

La scrofule serait une tuberculose superficielle, incomplète, modifiée, atténuée peut-être par des conditions spéciales. C'est pour ces lésions que M. Grancher crée le nom d'embryome dystrophique.

Les faits cliniques ne sont pas moins probants, et nombreux sont les faits où la tuberculose a été précédée de lésions scrofuleuses, ayant existé parfois très longtemps avant la généralisation. La thèse de M. Quinquaud, que nous avons eu tant de fois à citer, donne à cet égard des renseignements statistiques sur lesquels nous ne pouvons insister.

Après avoir cité les opinions de Sydenham, Morton, Kortum, Portal, Laennec, etc., il donne les statistiques de Lebert, de Bazin, de Coulon, enfin d'après une statistique

(1) Art. Scrofule, Dict. encyclopédique.

qu'il fît lui-même, il aurait trouvé 60 femmes scrofuleuses sur 100 tuberculeuses, et seulement 32 hommes.

Du reste cette fréquence de la scrofule dans la première enfance était depuis longtemps signalée chez les phthisiques et Bouchut (1) a pu dire avec raison : « Les scrofules sont à l'enfant ce que les tubercules sont à la jeunesse. »

Il est donc permis de considérer ces lésions scrofuleuses comme une des portes d'entrée les plus fréquentes du tubercule ; que l'inoculation se fasse directement par l'invasion du bacille adulte, perceptible au microscope, ou par des spores difficiles encore à reconnaître, mais que dans certains cas on a pu révéler.

OBSERVATION VIII.

(Cruveilhier. Anat. path., t. IV, p. 552.)

J'ai vu une pauvre famille d'Auvergnats, composée du mari, de la femme et de quatre enfants, tous brillants de santé, lorsqu'ils ont quitté leur pays, devenir tuberculeux dans une grande ville.....

.... L'affection tuberculeuse débuta, *chez les enfants, par les ganglions cervicaux qui devinrent bientôt très considérables.* Puis vint le dévoiement, qui fut indomptable ; puis, enfin, vint la toux avec tous les signes d'une tuberculisation pulmonaire aiguë qui ne tarda pas à les emporter. La mort de deux de ces enfants fut accélérée par une méningite tuberculeuse avec épanchement dans les ventricules. La mère succomba quelques mois après ses enfants. Le père, qui travaillait toute la journée en plein air et qui était en partie nourri chez ses patrons, a seul résisté.

OBSERVATION IX.

(Thèse de Quinquaud, 1883).

Une jeune femme de 28 ans, atteinte d'un lupus tuberculeux de la face, était, tous les trois ou quatre mois, prise d'une fièvre vive avec

(1) Thèse de Kimmervell. Paris, 1859.

dyspnée, toux, expectoration muqueuse et signes physiques ordina
d'une induration pulmonaire au sommet gauche; survenait ens
une amélioration de l'état général après six semaines, et, deux n
après, la malade pouvait sortir de l'hôpital, mais elle y rentrait t
ou quatre mois après avec les mêmes symptômes. Deux ans se p
sèrent dans ces alternatives, puis elle commença à maigrir, des sig
cavitaires apparurent au sommet gauche, et la malade succomba d
la cachexie tuberculeuse.

L'autopsie révéla l'existence d'une caverne tuberculeuse au pour
gauche, et un début d'induration caséeuse au sommet du côté oppo
il existait des granulations tuberculeuses dans le péritoine.

OBSERVATION X (due à l'obligeance de M. E. Besnier.

(Citée thèse de Quinquaud.)

Lupus tuberculeux chez un homme de 36 ans; guérison rapide
le nitrate de plomb et le bromure de potasssium. — Pleurésie.
Gommes scrofulo-tuberculeuses épipériostiques. — Phthisie puln
naire. — Mort.

D..., facteur des postes, a été traité à l'hôpital Saint-Louis, en 18
par Bazin, pour un abcès ganglionnaire rétro-auriculaire suppuré (te
ture d'iode, huile de morue, etc.).

Autour de la cicatrice, développement d'une plaque qui évolue pe
dant quinze ans; elle occupait en 1875, au moment où ce malade en
dans mon service, à Saint-Louis, les régions rétro-auriculaires, so
auriculaire et parotidienne, et présentait les caractères typiques du
pus de Willan. Je la traitai par les cautérisations au nitrate de plor
et au bromure de potassium appliquées sur les surfaces malades, pr
lablement vésiquées (procédé très douloureux, mais extrêmement
tisfaisant au point de vue de la rapidité et de la solidité du résulta
la guérison fut belle et rapide. Le malade était de bonne santé app
rente, *sans trace de tuberculose pulmonaire*, et il put reprendre son d
métier de facteur et le continuer jusqu'en 1878. Il était alors âgé
40 ans. Lorsqu'il vint me revoir, au commencement de 1878, il m'app
qu'il venait d'avoir une pleurésie, et l'auscultation montra les sigr
d'une phthisie pulmonaire avancée. Il présente en même temps de
vastes gommes scrofulo-tuberculeuses à marche aiguë, l'une au-deva
du sternum, l'autre au-devant du tibia, et il succomba en 1879 à
phthisie pulmonaire. La cicatrice du lupus est restée très belle, à pe
quelques petits foyers à la périphérie de la cicatrice.

— 65 —

Donc guérison du lupus en 1875, mort du malade par phthisie pulmonaire en 1878.

Observation XI (due à M. Besniér, thèse Quinquaud).

Lupus tuberculo-ulcéreux à forme galopante du centre de la face et de
la cavité buccale. — Traitement actif par les caustiques et la scari-
fication. — Guérison très belle. — L'année suivante, altération de la
santé, poussée aiguë d'adénite cervicale scrofulo-tuberculeuse. A
la fin de la quatrième année, mort par phthisie pulmonaire.

Une jeune fille de très belle apparence (formositas strumosa) entre
dans mon service, en mars 1879, pour un lupus occupant tout le centre
de la face et pénétrant dans la cavité buccale, à forme galopante, ayant
évolué en moins de deux années. Après avoir détruit avec la curette
et le chlorure de zinc les masses géantes de bourgeons qui occupáient
toute la surface malade, le traitement fut terminé par une longue série
de scarifications linéaires de la face et de la cavité buccale.
En moins d'un an, résultat vraiment magnifique.
Dans le courant de 1880, peu après la cicatrisation complète, la santé
commence à s'altérer et la malade rentre dans mon service avec une
poussée aiguë d'adénopathies cervicales, couvrant les gaines des sterno-
mastoïdiens. Traitement tonique actif, huile de morue.
Applications locales de savon mou, de potasse et d'iode. Résolution complète en quelques mois des adénopathies, dont aucune ne sup-
pure.
Pendant l'année 1881, la malade, qui avait de nouveau quitté le service. y revint à plusieurs reprises pour des pneumonies localisées très
aiguës, laissant à leur suite des adhérences pleurales et des points de
matité.
En 1882, la malade est devenue décidément phthisique ; des pleuro-
pneumonies localisées éclatent à chaque instant, et elle succombe ar-
rivée au dernier degré du marasme
La série a été, dans l'enfance, dermopathies diverses (gourmes, blé-
pharites, adénopathies non suppurées du cou).
De 15 à 18 ans, malgré de très belles apparences de santé, la mens-
truation ne s'établit pas, et il se développa un lupus tuberculo-ulcéreux suraïgu de la face et de la cavité buccale.
En 1879, guérison rapide (relativement à la nature et à l'étendue du
mal bien entendu) du lupus.

Verchère.   5

. En 1880-81, apparition d'adénopathies cervicales terminées sans s
puration, altération de la santé.

En 1881-82, accidents pulmonaires réitérés sous forme de pneumon
localisées, et mort par phthisie pulmonaire.

OBSERVATION XII (résumée).

La nommée B... (Marie), domestique, âgée de 21 ans, entre, le 5 r
1883, à l'hôpital de la Pitié, salle Lisfranc, lit n° 4, service de M. le p
fesseur Verneuil.

Cette malade, pâle, blonde, eut, dans son enfance, de la gourme,
croûtes dans les cheveux, etc.; à ce moment, les ganglions du cou a
mentèrent de volume, mais ne furent jamais douloureux et disparur
peu à peu.

La mère de la malade est encore vivante. Le père est mort tuber
leux.

Il y a cinq ans, abcès du cou du côté gauche dont il reste encore u
cicatrice.

Il y a trois ans, apparition d'un ganglion du côté droit qui, peu
peu, augmente de volume et la force à entrer à l'hôpital.

Elle présente un abcès froid caractéristique, la peau est amincie, v
lacée; ouverture et passage d'un drain en catgut. La malade sort s
sa demande le 8 mai 1883.

OBSERVATION XIII (résumée).

Le nommé C... (Louis-André), employé, âgé de 23 ans, entre,
16 mars 1884, à l'hôpital de la Pitié, salle Michon, n° 13, service
M. le professeur Verneuil.

Dans les ascendants du malade, on ne trouve aucun symptôme
tuberculose. Son père est encore vivant, bien portant, sa mère
morte de fièvre typhoïde.

Dans son enfance il eut une suppuration d'oreilles qui se prolong
fort longtemps. Maux d'yeux, gourme qui persista pendant des année
De temps en temps, croûtes dans les cheveux.

Jamais de syphilis. Il n'eut jamais à souffrir de la misère, et véc
toujours dans d'excellentes conditions hygiéniques.

Il se présente à l'hôpital avec une tumeur siégeant sur la partie lat
rale gauche du cou.

Cette tumeur débute, au mois de juin 1881, à la suite d'un coup t
léger.

En cinq mois, elle augmenta assez rapidement, puis depuis lors n'a pas changé de volume. Jamais de douleurs ni de troubles fonctionnels. A l'auscultation, il fut impossible de trouver le moindre signe de tuberculose pulmonaire.

A l'entrée, on constate une tumeur bosselée, grosse comme une mandarine, siégeant dans la région sous-maxillaire. En ce point, on sent une consistance moins dure, presque molle. La tumeur est mobile sur les parties sous-jacentes et sous la peau.

Opération faite le 22 par M. Reclus, suppléant M. Verneuil. — Incision le long du bord inférieur de la mâchoire, à un travers de doigt au dehors du bord inférieur.

On arrive ainsi sur une tumeur arrondie, bosselée; l'énucléation est difficile. On la trouve adhérente à la glande sous-maxillaire. En un point, on trouve un des ganglions constituant la tumeur, ramolli, rempli de matière caséeuse. Les ganglions sont isolés et énucléés dans un deuxième temps. Deux pédicules sont liés en masse, les fils passent par les angles de la plaie.

Points de suture au fil d'argent. Deux drains passant par les angles de la plaie, compression légère avec une éponge.

Le soir même, nouveau pansement. T. 38,2.

Le malade ne peut supporter la pulvérisation phéniquée. Syncope. Le pansement est refait de la même façon.

La cicatrisation se fait rapidement, superficielle et profonde.

Le premier drain est enlevé le 31 mars. Le deuxième à ce moment est long de deux centimètres.

Guérison complète, le 5 avril.

Le malade sort le 12 avril 1883.

INOCULATION PAR INHALATION.

Tous les auteurs sont actuellement d'accord pour admettre la possibilité de la pénétration des germes tuberculeux de l'air dans les voies aériennes. Il est absolument certain que c'est la porte d'entrée la plus fréquente; cette facilité d'inoculation explique la si grande fréquence de la localisation pulmonaire, et Louis avait pu formuler une loi trop absolue, avec certaine apparence de vérité :

« Après 15 ans, il ne peut y avoir de tubercule dans un organe, s'il n'y en a pas dans le poumon. »

Avant d'arriver aux formes nombreuses qui permettent d'affirmer l'introduction fréquente du microbe tuberculeux par les voies aériennes, il faut tout d'abord rappeler sous quelle forme le bacille pourra pénétrer dans les voies aériennes.

Ici, nous retrouvons encore la distinction que nous avons établie dès le principe de deux états par lesquels passe le virus tuberculeux, l'état embryonnaire ou de spores, et l'état adulte.

D'après les expériences de Fischer et Schill (1), il est bien démontré que le bacille tuberculeux ne peut se développer que dans le sérum sanguin et dans des conditions de température au moins égale à $+ 30°$. L'air extérieur ne peut donc pas contenir de bacille à l'état parfait.

« Le bacille tuberculeux naît, se développe et meurt dans l'organisme. »

Il faut donc en conclure que, dans la plupart des cas, le bacille est entré dans les voies aériennes sous forme de spores, que la contagion due à l'évaporation des crachats humides, à la poussière provenant des crachats séchés, se fait par l'intermédiaire des spores et non par les bacilles qui ont perdu leurs propriétés nocives.

Il est pourtant certains cas où l'inoculation a pu se faire directement, où il y a eu insufflation bouche à bouche, et où les conditions de température et de milieu permettaient au bacille de passer intact d'un organisme dans un autre.

Cette recherche de l'entrée du tubercule par les voies aériennes fut une des premières qui fut entreprise, dès que

. (1) Koch, Loc. cit.

Villemin eut constaté l'inoculabilité possible de la tuberculose. Tappeiner (1) le premier tenta de réaliser l'expérience en faisant respirer chaque jour, pendant un certain
temps, des animaux dans un espace limité dont l'air était
chargé de produits d'expectoration. En 1876, puis en 1877,
il eut une suite non interrompue de résultats positifs, tout
en variant son mode d'opérer. Reich (2) publia, en 1878, une
observation que nous reproduisons à cause de son importance, bien qu'elle soit connue et citée dans la thèse de
Schmitt, et l'article de Hanot :

Du 11 juillet 1875 au 29 septembre 1876, dix nouveau-
nés, accouchés par une même sage-femme, étaient morts
de méningite tuberculeuse, alors qu'aucune manifestation
tuberculeuse ne s'était présentée pendant le même laps de
temps parmi les enfants mis au monde par d'autres accou-
cheuses.

Or, chez la sage-femme en question, Reich avait constaté, en 1875, une expectoration muco-purulente abondante, et tous les signes de cavernes tuberculeuses. Elle
succomba du reste à la phthisie le 23 juillet 1876. Ce fait
avait attiré l'attention du médecin, et, allant aux renseignements, il apprit que cette sage-femme avait l'habitude
d'aspirer directement avec la bouche les mucosités des premières voies, et de faire des insufflations directes, alors
même qu'il n'y avait, chez les nouveau-nés, aucune menace
d'asphyxie. Dans la suite, elle soignait les enfants de telle
sorte qu'elle rendait vraisemblablement possible la pénétration de l'air qu'elle expirait, et même de sa salive, dans
les voies aériennes des enfants. Et tout cela elle l'avait

(1) Tappeiner. Arch. f. path. anat., 1878.
(2) Reich. Berl. Kl. Woch., 1878, n° 37.

fait, plus encore que de coutume, chez les enfants mort
de méningite tuberculeuse.

Aux expériences de Tappeiner succédèrent les expériences contradictoires de Schottelius, puis Bertheau (1) le
vérifia de nouveau. M. Giboux, en 1878, communiqua à
l'Académie des sciences le résultat de ses expériences, tendant à prouver la nocuité de l'air expiré par les phthisiques, expériences qu'il compléta et présenta de nouveau
en 1882.

Les expériences de Freric et de Weichselbaum donnèrent les mêmes résultats.

L'air expiré par les phthisiques, ou l'air en contact ave
des crachats humides et surtout secs de tuberculeux, ins
piré par les animaux en expériences, provoqua toujour
une tuberculose pulmonaire.

Il est donc prouvé expérimentalement que l'air extérieu
peut apporter le virus contagieux.

« De même, dit M. Hanot (1), que les particules de char
bon introduites avec l'air respiré parviennent jusqu'à l
plèvre et jusqu'aux ganglions bronchiques, de même il es
aisé de concevoir pourquoi la tuberculose pulmonaire s'ac
compagne si souvent de pleurite et d'adénite péribron
chique tuberculeuse. Enfin, dans le larynx, elle peut in
fecter ces organes, et, consécutivement, le pharynx, l
palais, la base de la langue et les amygdales. »

Mais, pour le poumon comme pour les autres points o
pénètre le virus contagieux, il faut aussi un état de l'or
gane qui permette au germe contage de s'arrêter et de s
développer. Avant les recherches modernes, cet état ava

(1) Bertheau. Deutsch. Arch. f. klin. med. Bd 26, 1881.
(2) Loc. cit.

été judicieusement noté par les cliniciens, et les causes qu'ils attribuaient à la phthisie pulmonaire sont non pas les causes de celle-ci, mais les causes de la possibilité du développement du parasite.

L'expression ancienne de rhume négligé indique bien cette tendance, et quel milieu de culture peut trouver le tubercule plus favorable que celui que lui offrent les mucosités bronchiques, si abondantes dans ces rhumes négligés.

La desquamation épithéliale, si fréquente en ce cas, prive la muqueuse de sa protection ; enfin le nombre considérable d'orifices glandulaires ouverts à l'intérieur des bronches sont autant de portes d'entrée béantes et fertiles où peut pénétrer le virus contagieux.

Laennec, dit encore M. Hanot, admet le rôle provocateur de la bronchite aiguë, et les statistiques de Scott et Alison, de Beau, Hérard et Cornil sont sans réplique. Jaccoud est également très explicite sur ce point.

« Les bronchites épidémiques ont le même pouvoir, et peut-être même à un plus haut degré. Clark a remarqué que beaucoup de phthisiques qu'il examinait rapportaient l'origine de leur maladie à la grippe qui régna en Angleterre en 1832. Fournet fit la même observation après l'épidémie de 1837. Dans plusieurs de leurs observations, Hérard et Cornil ont retrouvé l'influence évidente des épidémies de grippe qui ont sévi à Paris en 1864, 1865 et 1866. »

Puis M. Hanot, dont nous ne pouvons ici que suivre et résumer l'article si complet, montre comment la tuberculose pulmonaire peut suivre la rougeole, la coqueluche, la fièvre typhoïde, la diphthérie, etc.

Enfin le traumatisme, qui joue, comme l'a si bien démontré M. Verneuil, un rôle si considérable dans l'évolu-

tion des diathèses, peut devenir la cause d'une détermina
tion pulmonaire de la tuberculose.

Perroud, de Lyon, dans une communication au Congrè
de Lille, 1874, décrivit une nouvelle espèce de phthisie pro
fessionnelle, provoquée par l'usage de l'harpi. Cet instru
ment est une longue perche, avec laquelle les marinier
font avancer leurs bateaux en prenant un point d'appu
d'une part au fond de la rivière, d'autre part sur la régio
sous-claviculaire. Celle-ci se trouve constamment contus
et, par suite, le sommet du poumon peut, à son tour, êtr
atteint d'une véritable congestion chronique. Ce lieu d
moindre résistance devient rapidement le siège de la tu
berculose.

A ces différentes causes, il faut ajouter le rôle puremen
mécanique que jouent les poussières dans la phthisie pro
fessionnelle.

C'est à cet ordre de causes qu'il faut rapporter le déve
loppement de tubercules que provoquait Cruveilhie
lorsqu'il injectait dans la trachée quelques globules
mercure.

Véritable inflammation locale qui, peu à peu, déterm
naît une lésion, une porte ouverte à l'inoculation toujou
imminente de microbes tuberculeux.

Nous ne voulons pas rappeler ces différents points de
localisation pulmonaire de la tuberculose; cette étude a é
faite complètement dans la thèse de Hanot, et surtout da
l'article où nous avons fait de larges emprunts.

Ajoutons que, dans les voies aériennes, d'autres por
d'entrée peuvent être signalées.

Nous nommerons en particulier les ulcérations scrofule
ses des fosses nasales, les coryzas strumeux. Nous rappel

rons que Weigert (1) admet que des fosses nasales le microbe peut passer à travers les trous de la lame criblée de l'ethmoïde, et venir par suite atteindre la pie-mère où il provoquerait la méningite tuberculeuse. Conheim, qui mentionne cette opinion, semble l'admettre volontiers. Cette porte d'entrée, au point de vue anatomique, nous semble problématique ; les trous de la lame criblée de l'ethmoïde sont des orifices virtuels, et il nous paraît difficile d'admettre ce passage direct à travers des tissus sains qui, en d'autres points, sont défavorables au développement du tubercule.

Dans les voies aériennes, le larynx est une des portes d'entrée fréquente de la tuberculose. La phthisie laryngée intiale est connue depuis longtemps. Elle survient chez des individus faisant un usage excessif de la parole, fatiguant leur larynx, congestionnant leur muqueuse laryngée, atteints de laryngite simple, antérieure. La desquamation épithéliale produit une véritable plaie ; enfin les glandes si nombreuses, les follicules clos sont ici encore des portes d'entrée largement ouvertes, où il suffira d'un parasite venu de l'extérieur, se mettant en contact avec eux pour inoculer la tuberculose, qui ultérieurement restera localisée pendant un certain temps, ou rapidement se généralisera.

Nous n'avons pas ici à envisager la question d'auto-inoculation du larynx par les crachats tuberculeux provenant du poumon. Cette idée, émise depuis longtemps, s'accorde parfaitement avec les idées actuellement reçues, et nous aurons à envisager l'action des crachats en examinant la tuberculose du tube digestif.

(1) Weigert. Zur Lehre von Tuberculose. Virch. Arch., t. LXXIII, 1870.

Nous résumons ce qui a trait à l'inoculation certaine de la tuberculose par les voies aériennes, par cette phrase que nous trouvons dans la thèse de Musgrave-Claye, et qui explique d'une part les causes de cette inoculation, d'autre part sa rareté relative. « Il est possible que l'air ainsi contaminé ne prenne un caractère nocif que lorsque les particules qu'il contient rencontrent dans l'arbre bronchique des surfaces accidentellement érodées ou irritées et par conséquent absorbantes. »

INOCULATION PAR INGESTION.

Le tube digestif est depuis longtemps connu comme le siège de manifestations tuberculeuses primitives. Ainsi que nous l'avons fait pour les voies aériennes, nous donnerons d'abord un résumé des preuves expérimentales et nous chercherons ensuite si la clinique peut présenter des exemples d'inoculation.

En 1839, Malin (1) publia une observation des plus probantes de cette inoculation.

Une femme âgée de 58 ans, souffrant depuis plusieurs années de phthisie pulmonaire, avait un chien de chambre qui, durant une année, avala avec avidité les crachats purulents de la malade. Déjà, au bout de 6 mois, le chien rendait du pus en toussant ; il devint maigre et creva ; la malade se procura un autre chien âgé d'une année, d'un pied de haut. Celui-ci, quoiqu'on lui donnât du lait et de la viande, témoigna le même goût que son prédécesseur ; six mois après, il devint aussi malade et creva au bout de

(1) Malin. Gaz. méd., 1839. p. 634.

20 semaines. En ouvrant la poitrine, on trouva les deux poumons presque entièrement détruits par la suppuration.

Ce fait passa inaperçu, et Chauveau, le premier, essaya les inoculations par ingestions de matières tuberculeuses. Ses premières expériences furent communiquées au Congrès de Lyon en 1873. Elles portèrent sur 200 animaux. 100 jeunes veaux ingérèrent des matières tuberculeuses diverses, 100 autres furent conservés comme témoins. Les premiers présentaient tous à l'autopsie des lésions tuberculeuses, les seconds furent trouvés indemnes.

Devant ces résultats une commission fut nommée. Deux veaux absorbèrent de 10 à 15 grammes de matière tuberculeuses par jour, pendant 15 jours. A l'autopsie on les trouva tuberculeux. Mais deux autres veaux qui servaient de témoins furent aussi trouvés tuberculeux. La cause de cette tuberculose fut expliquée par Chauveau au Congrès de Lille l'année suivante, les deux veaux témoins avaient bu dans les mêmes cuves que ceux qui absorbaient des matières tuberculeuses.

Chauveau rapporte des nouvelles expériences tendant à montrer qu'une quantité même infinitésimale de matière tuberculeuse absorbée par le tube digestif peut donner lieu a une tuberculose généralisée. Chez un veau en expérience, 3 grammes du produit tuberculeux provenant d'un porc produisirent en 10 semaines l'envahissement des ganglions mésentériques.

Dans une deuxième expérience, un veau, suçant les doigts de l'expérimentateur enduits de matière tuberculeuse desséchée, présentait au bout de 6 semaines une éruption de granulations grises sur le larynx et le pharynx, et des nodules tuberculeux dans le poumon.

Ces expériences furent reprises et confirmées par Aufrec
Klebs, Saint-Cyr, Viseur d'Arras, Bollinger en 1873.

En 1869, Dubuisson, qui avait repris ces expérience
avait échoué. Metzquer se montrait adversaire acharr
de cette inoculation, et regardait ces lésions comme du
à des infarctus et de la pneumonie alvéolaire.

La même année, Gerlach faisant absorber à deux porc
à un mouton et à un lapin, des matières tuberculeuse
constata que les ganglions mésentériques de ces animau
devenaient très rapidement tuberculeux.

Puis Gerlach, Klebs, Epstein, Orth de Gœttingue, Con
heim, se plaçant au point de vue de la clinique, cherchèren
à expliquer la tuberculose abdominale chez l'enfant.

Koch plus récemment, dans ses nouvelles études su
l'étiologie de la tuberculose, recherche dans quelles con
ditions cette inoculation par le tube digestif peut se pro
duire chez l'homme.

« Le lait, dit-il, est un véhicule favorable pour l'absorption du bacille tuberculeux, et quand cette infection n'est
pas admissible, on ne peut l'admettre que par la viande
mangée. Dans ce cas, il faudrait que l'intestin fut très fréquemment atteint, ce qui est rare. Enfin les aliments sont
généralement cuits, et les organes qui, chez les animaux,
sont le plus fréquemment atteints de tuberculose, ne servent
pas à l'alimentation ; tels que le poumon, le ris de veau, la
rate, les ganglions mésentériques. »

Ces faits expliquent la rareté relative de la tuberculos
intestinale initiale chez l'adulte, et sa fréquence au contraire chez l'enfant.

« Chez tous les phthisiques, ajoute Koch, il y a absorption de crachats, c'est-à-dire de produits tuberculeux e
cependant, chez tous, il n'existe pas de tuberculose intes

tinale. C'est que les acides de l'estomac détruisent le bacille tuberculeux, il ne pénètre pas jusque sur la surface
absorbante de l'intestin. Lorsqu'il se fait une auto-inoculation intestinale, c'est qu'outre la bacille il existait des
spores qui peuvent passer intactes et conservant tous leurs
caractères jusque dans l'intestin. »

La tuberculisation intestinale suit une voie bien déter-
minée; il se fait une véritable absorption au niveau des
glandes intestinales, et en particulier des glandes de Peyer
Celles-ci sont bientôt le siège d'ulcérations tuberculeuses
et par la voie lymphatique l'absorption du principe infectieux est rapidement faite. Cruveilhier avait déjà bien vu
cette marche de l'envahissement tuberculeux.

La planche 1, IIe livraison de son atlas d'anatomie
pathologique, présente un exemple de vaisseaux lactés
tuberculeux observés sur un phthisique parvenu au dernier degré du marasme.

En déployant le canal intestinal de ce sujet, dit-il,
je fus frappé du volume d'un grand nombre de ganglions
mésentériques. Ils étaient indurés, remplis par une matière
semblable à du mastic de vitrier. Les portions d'intestin
correspondantes présentaient des plaques et granulations
tuberculeuses sous-péritonéales (tubercules sous-séreux).
Des vaisseaux lymphatiques, blanc jaunâtres, noueux, à
nœuds très rapprochés, naissaient au niveau de ces plaques et granulations, et aussi au niveau des portions d'intestins qui en étaient dépourvues. Je crus d'abord avoir
affaire à des vaisseaux lactés pleins de chyle, mais le toucher m'ayant fait reconnaître qu'ils étaient durs, résistants,
j'eus la pensée que ces vaisseaux pourraient bien être remplis par une matière tuberculeuse. Je n'eus pas de peine à
reconnaître que les parois de ces vaisseaux étaient beau-

coup plus épaisses que de coutume, car la section des vaisseaux restait béante après l'évacuation de la matière contenue. Je profitai de cette occasion pour poursuivre ces vaisseaux jusque dans l'épaisseur des valvules conniventes de la membrane muqueuse.

J'ai considéré ce fait comme un fait d'affection tuberculeuse des vaisseaux lymphatiques.

Andral aurait rencontré des faits analogues : « Sur un phthisique dont le canal intestinal présentait de vastes ulcérations intestinales tuberculeuses, il existait à la surface correspondante du péritoine de très larges plaques tuberculeuses, ou plutôt granuleuses. Or, de la circonférence de ces plaques, j'ai vu naître des vaisseaux lymphatiques tuberculeux qui se présentaient sous l'aspect de granulations sous-péritonéales d'inégal volume, placées les unes à la suite des autres à la manière de graines de chapelet ; vaisseaux lymphatiques qui suivaient d'abord la longueur de l'intestin pour se recourber après un certain trajet et gagner le mésentère où ils se jetaient dans un ganglion tuberculeux. »

Ces voies lymphatiques, ces vaisseaux absorbants viennent à la surface de l'intestin puiser et transmettre le germe contage.

Chez l'enfant le tube digestif, qui joue pour lui un si grand rôle, sera une des portes d'entrée les plus fréquentes. L'enfant né de mère tuberculeuse prendra le lait de celle-ci, lait contenant, comme tout l'organisme de la mère, le microbe dangereux et qui sera le véhicule allant le transporter jusqu'à l'intestin (Conheim). Que l'enfant soit élevé au biberon, le lait qu'il y prendra pourra provenir d'animaux tuberculeux, et l'on sait combien chez la vache la tuberculose est fréquente.

Cette dernière hypothèse ne serait pas possible d'après
hauveau, qui, de ses expériences, conclut que le lait lui-
même ne donne pas lieu à l'inoculation. Celle-ci suivant
ui serait due à la matière tuberculeuse siégeant au niveau
es trayons.

A cette opinion de Chauveau, nous opposerons celle de
och, de Conheim, qui semblent admettre l'inoculation
mme incontestable par le lait.

L'enfant est dès lors dans les conditions des animaux
is en expérience par Chauveau, et comme chez eux nous
errons les premières lésions se produire aux points ino-
ulés.

L'intestin absorbe par les vaisseaux chylifères ; dans ces
aisseaux, le parasite trouve un milieu favorable à son dé-
eloppement ; dès lors apparition de la *gangue parasitaire*
ulcération intestinale ; puis de proche en proche inocu-
tion progressive ; tous les chylifères se trouvent enva-
is, les ganglions mésentériques reçoivent le parasite et là
forme de nouvelles colonies. Le carreau est constitué.
'anatomie pathologique rend bien compte de cette inocu-
tion. Toujours, dit-elle, l'ulcération intestinale précède
augmentation des ganglions. Louis, qui était partisan de
tte préexistence de l'ulcération, constate cependant avec
egret « qu'il n'existe pas de rapport, de proportion, entre
étendue de la lésion intestinale et le degré de la tubercu-
sation mésentérique, et il fait remarquer cette singulière
articularité que précisément le seul malade chez qui il
it trouvé une tuberculisation absolument complète de la
otalité des ganglions mésentériques, avait la muqueuse
e l'intestin complètement saine, *à l'exception* d'une ulcé-
ation arrondie de 2 millimètres de diamètre, située dans
e voisinage de cæcum ». Cette apparente contradiction

s'explique facilement avec la théorie parasitaire. Ce n'est pas en tant qu'ulcération que la lésion intestinale détermine l'augmentation des ganglions mésentériques, ce n'est pas elle qui amène une adénite simple ; c'est un orifice par lequel pénètre le parasite et c'est lui qui par sa présence dans les glandes mésentériques entraîne leur transformation caséeuse.

Cette tuberculisation des ganglions mésentériques est beaucoup plus fréquente chez l'enfant, par suite de la nature même de l'aliment qu'il absorbe, par suite de l'organe d'absorption, qui chez lui est le plus actif, le système lymphatique, milieu de prédilection du tubercule, enfin par suite de l'extrême perméabilité de ses tissus. Si nous voyons les statistiques, nous les verrons constater cette plus grande fréquence sans en donner les causes. Louis n'a rencontré de tuberculoses mésentériques que chez les phthisiques ; sur 102 sujets tuberculeux dont il a examiné avec soin les ganglions mésentériques, il en a trouvé 23 chez lesquels ces ganglions étaient tuberculeux ; observant exclusivement chez les enfants, Rillet et Barthez trouvaient des tubercules dans le mésentère chez près de la moitié des enfants tuberculeux.

La différence est des plus nettes et ne peut guère s'expliquer que par l'alimentation, la nutrition et la structure même de l'enfant.

Est-ce à dire pour cela que chez l'adulte le même fait ne puisse se produire ? Evidemment non ; mais nous avons vu les conditions d'alimentation de l'adulte qui le mettent en quelque sorte à l'abri de la contagion : cuisson des aliments, absorption principalement de chair musculaire, si rarement atteinte de tuberculose, etc.

De plus, ici comme pour les autres portes d'entrée de la

berculose, les auteurs admettent un état pathologique
i sert d'appel à la tuberculose, et Hanot signale ce fait
une façon formelle. « C'est une opinion généralement
ceptée par les médecins d'enfants que l'entérite chro-
que est une cause occasionnelle fréquente de tuberculose
testinale (Leblond, Tonnelé, Rilliet et Barthez, Fonssa-
ives). Ce dernier parle de *diarrhées négligées* qui ne sont
s moins à redouter que les rhumes négligés. Spillmann
jecte qu'on ne verrait jamais la tuberculose intestinale
greffer sur la dysenterie chronique. Par contre, je si-
alerai ces cas de fièvre typhoïde où des granulations
berculeuses se sont développées *sur les plaques de Peyer.*
rch-Hirschfeld en a publié 8 cas dans son mémoire de
71.

« J'ai souvent entendu le professeur Lasègue insister dans
s cliniques sur la terminaison assez fréquente de la
phlite à répétition par tuberculose intestinale et périto-
ale. Il citait, entre autres, l'observation d'un de ses in-
nes en pharmacie qui, à plusieurs reprises, à plusieurs
nées d'intervalle, fut soigné pour une typhlite aiguë qui
ssait à l'état subaigu et disparaissait, ne laissant que des
ubles peu accusés dans la fosse iliaque. La quatrième
s, la typhlite se compliqua de péritonite tuberculeuse
i enleva le malade. »

L'inoculation en d'autres points du tube digestif est plus
e et tient probablement à ce que les surfaces sont mieux
otégées par un épithélium épais et résistant, que leur
uvoir absorbant est presque nul. Nous avons signalé
mmunité dont semble jouir l'estomac grâce à l'acidité du
gastrique dont ses parois sont constamment baignées ;
ous reste à parler actuellement de l'orifice buccal et du
arynx.

Celui-ci est parfois le siège de tuberculose primitive. La présence de glandes nombreuses expliquent ce fait ; de plus, dit M. Hanot, il est en contact très fréquent avec de aliments durs, épicés, acides. On trouvera dans la thès de Barth des faits nombreux et caractéristiques de cett localisation.

Quant à la cavité buccale, « sur 43 cas de tuberculose d la bouche, on trouve des ulcérations dans 21 cas à la lan gue, dans 17 au voile du palais et dans 5 seulement au lèvres ».

Dans toutes ces localisations, on trouve presque toujour le traumatisme comme cause de l'inoculation. Une érosion une écorchure, une plaie quelconque survient et précède la tuberculose.

Le siège même des lésions l'indique. Pour la langue, ce sont surtout les *bords* et la *pointe* ; pour les lèvres, c'est la *face postérieure* ; pour les joues, c'est le *repli interdentaire*.

Charcot et Bourneville, Coyne, Breus (cités dans Hanot) ont publié des observations où le traumatisme était noté comme ayant produit une ulcération qui, plus tard, prit les caractères de la tuberculose. L'usage excessif du tabac et des liqueurs, a aussi été incriminé et on s'est fondé, pour défendre cette opinion, sur la statistique qui, sur 43 observations, compte 29 hommes et 17 femmes (Hanot).

Enfin, on trouve une observation de Brissaud, citée dans la thèse de Hanot, où l'avulsion d'une dent fut suivie de stomatite tuberculeuse qui commença autour de l'alvéole lésée. Ici, cette stomatite apparut chez un tuberculeux, et il y eut une véritable auto-inoculation au point blessé ; aussi, ne signalons-nous cette observation que pour mémoire.

La tuberculose de l'anus, l'abcès tuberculeux de la ré-gion anale, se rencontre assez souvent primitivement, il

: alors presque toujours dû à des excoriations trauma-
-ues, des érosions hemorrhoïdaires, des fissures ; l'abcès
ferme, et ultérieurement on pourra voir apparaître une
néralisation de la diathèse, qui aura pour point de dé-
rt l'inoculation au niveau de la petite solution de conti-
ité anale, et sera parfois provoquée par une cause de
bilitation, soit physique, soit morale.

Nous rapportons une observation bien probante de ce
rnier fait, que nous avons entendu citer par M. le pro-
seur Verneuil, dans une de ses cliniques.

OBSERVATION XVI (Inédite). — Clinique du professeur Verneuil.

Une jeune femme de bonne apparence, entra dans mon service pour
e fistule anale, il y a deux ans. Elle y est restée plusieurs mois ; la gué-
on n'a pas été rapide, mais elle fut complète. La malade garde toutes
 apparences de la santé et ne semblait nullement prédisposée aux
idents qui l'amènent de nouveau à l'hôpital.

Récemment, le 1er janvier, elle reçut une mauvaise nouvelle, dont
 fut profondément touchée. Depuis cette époque, elle a changé con-
érablement. L'amaigrissement survint rapidement, la mine s'altéra,
 pâlit ; des syncopes fréquentes surviennent, perte complète d'ap-
it. Il y a quinze jours, hémoptysie.

 l'auscultation, légère diminution du bruit respiratoire du côté
che ; enfin, nous défiant du diagnostic, étant donné le peu d'in-
sité des phénomènes stéthoscopiques, nous recherchâmes un signe
conisé par M. le professeur Peter. Nous comparâmes la température
le des sommets de la poitrine, et il fut trouvé une différence de
degré entre le sommet droit et le sommet gauche.

ous pouvons, dès lors, affirmer la tuberculose.

i, ajoute M. Verneuil, nous voyons un exemple des plus nets d'un
ès anal, précédant de deux ans l'éclosion de la tuberculose pul-
naire. L'abcès était évidemment tuberculeux, la lenteur de la cica-
ation de la fistule, en est une preuve manifeste. La malade était en
ne santé ; il n'y eut point de généralisation. Elle était tuberculeuse,
était restée tuberculeuse, mais n'était pas phthisique.

e n'est pas dire que l'excitation morale qu'elle a éprouvée l'a rendue
hisique, mais elle a été l'occasion de l'éclosion de cette phthisie.

INOCULATION PAR VOIES GÉNITALES ET URINAIRES.

Cette question de l'inoculation directe par les voies géni
tales du microbe tuberculeux est encore à l'étude. Nous l
voyons signalée par Conheim, qui regarde comme « au
moins admissible qu'un homme puisse pendant le co
avec une femme atteinte de tuberculose utérine, contracte
lui-même une tuberculose uréthrale ; et c'est assurémen
ajoute-t-il, une question qui mérite d'être étudiée, qu
celle qui consiste à rechercher, si un homme, atteint d'un
tuberculose du poumon ou de tout autre organe, ne peu
pas par l'intermédiaire du sperme, au cas, bien entendu
où le virus tuberculeux passerait dans le liquide séminal
transmettre la maladie à la muqueuse génitale de l
femme (1) ». Hanot regarde comme difficile à admettr
cette transmission directe, néanmoins il ne la regard
pas comme impossible, mais dit qu'elle doit être abso
lument exceptionnelle.

C'est à M. Verneuil que l'on doit d'avoir nettement for
mulé, dans une lettre à M. le professeur Fournier, le
hypothèses qui permettent de défendre cette opinion e
d'avoir développé avec tout son talent d'exposition le
raisons qui militent en faveur de cette théorie.

Nous ne pouvons mieux faire que de reproduire en par
tie cette lettre, ou tout au moins les idées qui y sont conte
nues ; nous nous permettrons seulement d'ajouter quelque
observations que nous avons recueillies dans le service de
M. Verneuil.

(1) Conheim. La tuberculose au point de vue de l'infection, p. 21.

Il était possible de prévoir *a priori* que les liquides provenant des organes génitaux de l'homme ou de la femme atteints de tuberculose, doivent contenir des bacilles tuberculeux ; néanmoins, cette constatation n'avait point été faite avant M. Babeziu. Les résultats ont été communiqués à la Société anatomique. Nous reproduisons ces communications de MM. Cornil et Babès, et nous les ferons suivre des réflexions qu'y ajoute M. le professeur Cornil ; nous verrons ce maître, après sa communication, se demander aussi s'il n'est pas possible qu'il ait eu sous les yeux un exemple de contamination tuberculeuse directe.

Ce premier point est nécessaire à établir ; en effet, il eût été difficile d'admettre une contagion possible, si le microscope n'était venu affirmer la présence de germes infectieux dans les sécrétions des lésions tuberculeuses des organes génitaux :

Disons tout de suite qu'il peut exister deux sièges différents de tuberculose génitale, surtout chez la femme. Il peut y avoir (et une des observations de M. Babès a rapport à un fait de ce genre), d'une part, des ulcérations tuberculeuses vulvaires, périnéales ; et, d'autre part, une tuberculisation profonde.

Les ulcérations tuberculeuses de la vulve sont assez rares ; nous n'avons pas à y insister, nous avons affaire à une inoculation directe, identique à celle que nous avons signalée pour le tégument externe.

Huguier, en 1849, a montré que l'esthiomène de la vulve est un véritable lupus. Il en décrit trois formes. La première détruit en surface : elle peut être érythémateuse ou tuberculeuse. La deuxième détruit en profondeur. La troisième a pour caractère principal une tendance à l'hypertrophie.

Nous reconnaissons dans ces variétés les différents modes d'envahissement du tubercule, le lupus érythémateux et tuberculeux, la tuberculose ulcéreuse, et enfin l'infiltration si fréquente, parfois si étendue, dans quelques cas d'une consistance si dure, comme dans l'infiltration de l'épiglotte, par exemple.

N'est-il pas permis de reconnaître à cette lésion une cause d'inoculation directe. Nous n'osons l'affirmer, nous avons voulu simplement signaler le fait.

Les tuberculoses génitales profondes sont beaucoup plus fréquentes. Chez l'homme, la prostate, les vésicules séminales, le cordon, l'épididyme, le testicule ; chez la femme, l'utérus et ses annexes. Les liquides provenant des glandes malades, baignant des parties envahies par le bacille tuberculeux, doivent eux-mêmes charrier ces bacilles; M. Babeziu a démontré le fait ; dès lors, l'inoculation devient possible ; démontrons actuellement, d'après M. Verneuil, comment elle est probable.

C'est au moment de la période active dans les deux sexes que se produit la tuberculose génitale ; rare chez l'enfant, on ne la rencontre jamais, ou presque jamais chez le vieillard. Elle se produit dans bien des cas d'une façon spontanée, elle apparaît sans cause ; un jour, le malade s'aperçoit d'une augmentation de volume de son testicule, de douleurs parfois, et rien ne peut expliquer l'apparition de cette tuberculose. Dans d'autres faits, au contraire, la tuberculose génitale profonde a été précédée de blennorrhagie, de contusions, de blessures chez l'homme; d'accouchement, de métrite, d'avortement, de traumatisme utérin chez la femme ; il devient alors facile d'expliquer l'invasion de la tuberculose ; les modifications qu'amenaient dans l'organe atteint, les affections que nous venons de nommer, étaient de véritables points d'appel pour la localisation de la tuberculose. Les auteurs admettaient une simple coïncidence. Il est bien évident actuellement qu'il y a une véritable relation de cause à effet.

Il est pourtant un fait dont il faut tenir grand compte, c'est l'état constitutionnel du malade chez lequel apparaît (nous devrions peut-être dire est inoculée) la tuberculose.

Un scrofuleux, prédisposé à l'infection, milieu de culture favorable, ainsi que nous l'avons appelé, verra se développer son affection. Le testicule, l'épididyme seront rapidement envahis. L'évolution locale sera aiguë, les fistules s'établiront ; puis, soit par fatigue résultant de la suppuration persistante, soit par dénutrition résultant de l'infection elle-même, la généralisation se fera ; les poumons, les méninges pourront être atteints, et la mort par phthisie arrivera promptement.

Les malades qui n'ont pas d'antécédents morbides, et plus encore ceux qui ont un état constitutionnel s'alliant mal à la tuberculose, résisteront à l'envahissement ; ils ne pourront empêcher l'inoculation ; celle-ci se fera, mais le germe contage trouvera un mauvais milieu de culture, périra et la guérison de la lésion locale s'affirmera au bout d'un temps plus ou moins court. Aussi, voyons-nous Reclus signaler la tuberculose testiculaire, comme solitaire beaucoup plus souvent que les lésions viscérales, qui sont d'ordinaires multiples. La cause en sera facilement appréciée plus loin, quand nous nous occuperons des conditions qui produisent la tuberculose viscérale.

Chez le malade, dont M. Verneuil rapporte l'observation et que nous reproduisons plus loin, la guérison se fit rapidement et se maintint persistante et durable, sans qu'il soit survenu de manifestation viscérale.

Il faut donc, ajoute M. Verneuil, pour expliquer des cas semblables, admettre une tuberculose locale primitive, d'inoculation.

Comment trouver la porte d'entrée ? Il est difficile de comprendre la migration jusqu'aux voies génitales profondes des microbes introduits par les voies respiratoires ou digestives, en laissant intacts les organes traversés. Lorsqu'il existe des lésions scrofuleuses, ou tuberculeuses antérieures, l'auto-inoculation explique facilement le phénomène, la localisation se faisant en un point de moindre résistance comme l'urèthre atteint de blennorrhagie, ou l'utérus lésé par un accouchement récent. Il n'en est point de même chez un individu indemne de tout antécédent, chez lequel il est impossible de trouver tracé d'une inoculation antérieure.

« La tuberculose génitale primitive, dit M. Verneuil, indépendante de la scrofule, naît peut-être simplement à la suite du coït, par contagion directe, c'est-à-dire par progression du microbe tuberculeux à travers les voies génitales inférieures, jusqu'en un point de l'appareil où il trouve les conditions locales favorables à son installation et à son développement. »

L'expérimentation sur l'homme étant criminelle, celle sur les animaux ne pouvant guère donner que des résultats insuffisants, il est un autre moyen qui seul pourrait apporter des preuves irréfutables de la contagion génitale possible : c'est la confrontation. Mais jusqu'au jour où ces preuves dues à la confrontation seront apportées, il n'est permis que des hypothèses, mais des hypothèses qui ont pour elles des raisons d'une grande valeur.

La fréquence de la tuberculose générale dans les deux sexes, son apparition à la période d'activité génitale, la possibilité des rapprochements sexuels, malgré la présence des lésions tuberculeuses dans les organes génitaux, sont autant d'arguments en faveur de l'inoculation probable.

On a opposé à ces faits d'observation journalière la rareté des tuberculoses génitales extérieures, relativement à la fréquence de la tuberculose profonde. Pourquoi le microbe chez l'homme, entrant par l'urèthre, arrive-t-il jusqu'aux tubes séminifères sans produire de lésion sur la muqueuse uréthrale elle-même? Pourquoi chez la femme le vagin et l'urèthre restent-ils indemnes, tandis que le virus se localise au niveau de l'utérus, des trompes et des régions périovariques?

Il faut ici faire entrer en ligne de compte la nature même du parasite; il est anaérobie, par conséquent peut se développer à de grandes profondeurs; il faut de plus considérer l'état des surfaces avec lesquelles il est en contact. La vulve, le vagin, le col de l'utérus présentent une muqueuse épaisse, résistante, revêtue d'un épithélium pavimenteux arrêtant toute invasion du microbe. A la limite du col au contraire, la muqueuse change complètement; elle devient molle, spongieuse; de nombreuses glandes en tube apparaissent, répandues sur toute la muqueuse, béantes à sa surface. Nous savons combien tous ces caractères favorisent l'introduction du parasite. De là, la tuberculose s'étend du côté des trompes, et de là vers le péritoine. La pelvipéritonite tuberculeuse en est le résultat, et on sait combien est fréquente cette affection et combien souvent elle est primitive, toujours précédée de la tuberculisation des organes génitaux du petit bassin.

Dans leur article Péritonite du Dictionnaire, MM. Sire dey et Danlos signalent les rapports qui peuvent existe entre l'inflammation et le tubercule pour causer la périto nite et la tuberculose. Et, suivant que l'un ou l'autre fac teur prédomine, ils rangent la péritonite dans l'un de deux groupes qu'ils distinguent.

Dans le second groupe, qui nous intéresse au point d vue où nous nous plaçons, l'inflammation serait primitiv et l'envahissement par le tubercule serait secondaire. « Et ajoutent-ils (1), ce qui prouve bien que cette péritonite secon dairement tuberculeuse est diathésique dès l'origine, c'es que l'on en peut *presque toujours rattacher le développe ment à des lésions préexistantes d'un caractère tuberculeu incontestable.* » L'idée que nous soutenons ici n'est pa nouvelle. Aran (2) l'avait très nettement formulée : « Tan tôt les tubercules dépendent d'une tuberculisation géné rale qui affecte principalement les séreuses ; tantôt ils pa raissent procéder d'une tuberculisation ayant son siège primitif dans les organes génitaux urinaires, surtout le vésicules séminales dans un sexe, et les *trompes de Fal lope* dans l'autre. »

Pour Hanot, la tuberculose des organes génitaux ex ternes serait rare ; mais il n'en est pas de même des or ganes profonds. Seulement, suivant cet auteur, l'infection tuberculeuse des organes génitaux serait secondaire. La tuberculose péritonéale précéderait la seconde. « Dans la très grande majorité des cas, le virus qui pénètre dans la trompe vient du péritoine, lequel dans la tuberculose gé

(1) Siredey et Danlos. Art. Péritonite, Dict. méd. et chir. pratiques, p. 805.

(2) Aran. Union médicale, 1858, n°s 93 et 94.

nitale de la femme n'est presque jamais exempt de tubercules.

Chez l'homme, la localisation peut non moins facilement s'expliquer par la situation anatomique des parties envahies.

L'urèthre antérieur diffère entièrement de l'urèthre prostatique.

Dans le premier, on trouve une muqueuse régulière, lisse, couverte d'un épithélium résistant ; dans le second, au contraire, viennent s'ouvrir une quantité considérable de conduits glandulaires, tout préparés pour recevoir les « molécules voyageuses, mais cherchant le repos » : les orifices des conduits éjaculateurs, les vésicules séminales, dans les replis desquelles elles peuvent séjourner, le canal déférent où la muqueuse, plus épaisse, se laisse moins facilement traverser, puis les replis de l'épididyme, où elles s'arrêteront, se localiseront plus longtemps. Cette progression du microbe tuberculeux est démontrée par l'anatomie pathologique ; elle montre les étapes qu'il franchit, par la comparaison du siège des foyers tuberculeux qu'il produit, semblant s'arrêter chez certains individus au début de sa course, chez d'autres, au contraire, parcourant toute l'étendue du trajet qui lui est offert.

Le microbe tuberculeux suit une « progression centripète » caractéristique. Les organes génitaux envahis sont par ordre de fréquence, d'après M. Reclus, la portion prostatique de l'urèthre, la prostate des deux côtés, les vésicules séminales, le cordon spermatique à ses deux extrémités, l'épididyme.

Chez la femme, la localisation aux organes génitaux exclusivement, l'immunité ordinaire des organes urinaires n'est pas moins caractéristique. L'urèthre, en effet, n'est pas en contact avec le bacille tuberculeux dans la copulation comme il l'est chez l'homme.

Aussi, chez celui-ci, à la lésion génitale succède par voisinage la tuberculisation des organes urinaires ; le col de la vessie, si souvent atteint, l'est consécutivement à la prostate. Enfin, chez lui encore, peut survenir, par envahissement progressif, la tuberculisation de l'urèthre et des reins.

Cette manière de voir est contraire à celle de Conheim, qui fait suivre à la tuberculisation une marche descendante. Le plus souvent, le col de la vessie est atteint avant la vessie, et cet ordre chronologique semble en faveur de l'opinion que nous soutenons d'après M. Verneuil.

La théorie de Conheim peut être admise dans les cas de tuberculose urinaire secondaire, mais nous semble impossible à soutenir lorsque celle-ci est primitive.

Suivant cet auteur, « la tuberculisation est une maladie d'expulsion ; le virus circule dans les liquides de l'organisme et il est excrété par les reins... Le virus pénêtre dans les voies urinaires, et il peut devenir le point de départ des tubercules... Dans les bassinets, dans l'uretère, dans la vessie, et même dans la partie prostatique de l'urèthre..., puis les vésicules séminales, le cordon, l'épididyme et le testicule. »

Cette opinion, ainsi que nous l'avons dit plus haut, peut être admise chez les tuberculeux. C'est une localisation secondaire par inoculation.

Mais chez les sujets robustes, exempts de tuberculose ou de scrofule, chez lesquels il n'existe aucun antécédent morbide pouvant expliquer la tuberculose génito-urinaire primitive, l'idée de la contagion s'impose inévitablement.

« Si l'interrogation et la confrontation montraient qu'à la suite d'un coït avec une phthisique, un homme sain peut être atteint de tuberculose génitale, ou si cet homme à son tour infectait une femme saine jusqu'alors, il y aurait lieu d'examiner avec soin la marche du mal chez les contaminés de seconde main, de façon à savoir si la tuberculose génitale gagnée par contagion évolue d'une manière particulière, si, par exemple, on ne pourrait pas y reconnaître cette variété rare d'épididymite mentionnée par Desormeaux et Bauchet, et que M. Fournier a décrite à part comme pseudo-tuberculose. »

Nous rejetons, à la fin de ce chapitre, les communications de MM. Babès et Cornil sur la présence des bacilles dans les liquides provenant d'organes génito-urinaires tuberculeux et les observations en faveur des hypothèses de M. Verneuil que nous venons de citer, n'ayant pas voulu interrompre l'argumentation de notre maître, si variée et si convaincante, que nous avons été malheureusement forcé d'écourter.

OBSERVATION XV (Verneuil. Gaz. hebd., 1883, p. 227).

Un grand garçon de 22 ans, bien musclé et bien découplé, actif et jouissant d'une bonne santé habituelle, habite d'ordinaire un château de province où il vit largement dans les meilleures conditions hygiéniques. Il y a six ans, il contracta une blennorrhagie, puis une épididymite à droite. Trois abcès se forment répondant à l'épididyme ; ils sont ouverts, suppurent longtemps, et finissent par se fermer, après plusieurs mois, en laissant des cicatrices étroites, infundibuliformes, tout à fait caractéristiques.

La guérison se maintient, mais dans le courant du mois de décembre dernier, on vit un nouvel écoulement uréthral, provenant selon tout apparence d'un coït suspect. Les foyers testiculaires se réchauffent, les fistules se rouvrent et rendent une petite quantité de pus mal lié.

On hésite sur le traitement à suivre, et on m'amène le jeune homme dans les premiers jours du mois de mars 1883.

L'écoulement uréthral n'est pas tout à fait tari, mais il est peu abondant, presque incolore et non irritant. L'épididyme et le testicule gauche sont sains. Le testicule droit le paraît aussi, mais l'épididyme est bosselé ainsi que le cordon. La peau est adhérente, rouge, un peu enflammée. La prostate ne semble pas sérieusement intéressée et je ne trouve rien aux vésicules séminales.

J'examine le jeune patient *a capite ad calcem* sans trouver la moindre cicatrice, ni le moindre engorgement ganglionnaire, la poitrine est absolument indemne et n'a jamais été prise. Le système musculaire est bien développé. M. X... père est un arthritique bien caractérisé, il a eu six enfants, dont cinq sont bien vivants. Mme X... a succombé aux suite de la sixième couche. Il est impossible de saisir ici la moindre trace de tuberculose, ni même de scrofule, quelle que soit la bonne volonté qu'on y mette, et cependant nul doute à nos yeux sur la nature de la lésion épididymaire, et sur l'existence antérieure d'une tuberculose génitale.

Avant la blennorrhagie et l'épididymite consécutive contractée à 16 ans, le jeune X... n'avait jamais, en aucun point du corps, présenté le moindre foyer tuberculeux. Depuis six ans, aucune manifestation de ce genre n'a paru dans les autres organes, la santé est restée irréprochable, à défaut de diathèse tuberculeuse, on ne peut pas même se rabattre sur une scrofule latente, cette dernière ne se retrouvant à aucun degré ni chez le jeune homme ni chez les ascendants et collatéraux.

Observation XVI (Cornil. Bull. Soc. anat., 1883, p. 344).

M. Babès a trouvé les bacilles de la tuberculose dans le liquide purulent de certains écoulements vaginaux; il y a là quelque chose de particulièrement intéressant au point de vue de la tuberculisation des organes génito-urinaires.

A ce propos, je veux rappeler un fait qu'il est utile de mettre en parallèle avec celui que vient de signaler M. Babès.

Un jeune homme de 15 ans avait présenté, il y a cinq ans, de la broncho-pneumonie et un épanchement pleurétique, dont il ne reste plus aujourd'hui de traces appréciables. Il a eu depuis, pendant l'hiver, des bronchites prolongées. Toutefois, l'auscultation des sommets ne fait rien percevoir actuellement ; rien ne démontre l'existence de la tuberculose pulmonaire.

Dans ces conditions, ce jeune homme, qui était adonné à la masturbation et qui avait eu des relations avec une fille publique, fut pris d'une cystite intense. Les urines étaient purulentes, elles laissaient tomber par le repos un abondant dépôt blanchâtre granuleux au fond du verre. Le cathétérisme révéla, dans la vessie, l'existence d'une surface fongueuse ulcérée. Les phénomènes de cystite étaient évidents, le malade présentait un écoulement spontané, goutte à goutte, d'une urine purulente. De plus, lorsqu'il s'était accumulé dans la vessie une certaine quantité d'urine, l'enfant urinait avec de très vives douleurs. Il était obligé de se lever ainsi cinq à six fois par nuit.

Il y avait de la fièvre et de l'amaigrissement sans aucun symptôme précis à l'auscultation des sommets du poumon.

L'examen microscopique du sédiment urinaire, déposé au fond du verre à expérience, après coloration par la méthode d'Erhlich, montra des bacilles réunis en touffes, en faisceaux. Les mêmes organismes furent retrouvés sur des lamelles, sur lesquelles avait été étendues et immédiatement desséchées des gouttelettes du pus uréthral au moment de son émission. De plus, la safranine colorait des spores, qui probablement appartenaient à la blennorrhagie.

Comment interpréter cette observation ? Evidemment l'existence des bacilles dans le pus de l'écoulement uréthral est caractéristique : il s'agit d'une tuberculose de la vessie, ce signe est d'autant plus précieux que l'on manque le symptôme pathognomonique de la tuberculose des organes génito-urinaires et que son diagnostic reste souvent trop longtemps incertain. Il serait même impossible de le formuler en l'absence de toute lésion pulmonaire, comme dans le cas actuel, si nous n'avions pas pour l'établir la constatation des bacilles dans l'urine. L'examen histologique de l'urine donne donc le renseignement le plus important pour poser ce diagnostic. Les bacilles trouvés dans cette urine étaient remarquables par leur longueur, par les grains qu'ils renfermaient et par leur disposition en touffes.

Comment la tuberculose s'est-elle établie ? A-t-elle été précédée par une blennorrhagie simple ? Est-elle le résultat d'une contagion tuberculeuse directe ? Ce sont là des points qui restent à déterminer, mais ce qu'il faut retenir, c'est la présence des bacilles de la tuberculose dans le pus de certaines vaginites et de certaines uréthro-cystites.

OBSERVATION XVII (Bull. Soc. anat., 1883, p. 341).

Bacilles de la tuberculose dans une ulcération périnéale, dans la tuberculose du vagin, et dans une ulcération de la lèvre inférieure, par M. Babès.

Les faits ont été étudiés dans le service de M. le professeur Fournier, et M. Leloir a bien voulu nous communiquer l'histoire clinique.

I. Un homme de 40 ans, amaigri, ayant eu autrefois la syphilis, présente aux sommets des poumons des signes de tuberculose peu étendus. Il y a trois mois, il s'est développé au devant de l'anus, sur sa circonférence antérieure, une ulcération qui présente actuellement quatre centimètres de diamètre. Les bords et la base de cette ulcération sont épaissis ; le tissu sous-jacent est profondément induré et infiltré. Au voisinage immédiat de l'ulcération, la peau est d'un rouge livide, un peu inégale, adhérente aux parties sous-jacentes. Les bords de la perte de substance sont inégaux, sinueux ; elle pénètre profondément dans les tissus, et son fond est d'un gris rougeâtre, avec quelques points jaunâtres disséminés. A la périphérie, se voient de petits bourgeons saignants. Tout le fond de l'ulcération est recouvert de muco-pus adhérent. L'ulcération se prolongeait dans l'intérieur de l'anus, jusqu'à une hauteur de 1 à 2 centimètres. Au-dessus de ces points, les tissus étaient sains.

Dans ces conditions, on pouvait hésiter entre une ulcération vénéienne simple et une gomme syphilitique, d'autant mieux que le malade avait eu autrefois la syphilis. Le traitement antisyphilitique n'amena aucun résultat.

Pensant alors à la tuberculose, M. Fournier voulut bien me prier d'examiner à ce point de vue les produits de sécrétion. Je pris une petite quantité de la couche superficielle sur des lames de verre, pour l'examiner après dessiccaticn. J'enlevai également un petit fragment de l'ulcération pour l'étude histologique. Les lamelles desséchées furent traitées, les unes par le procédé d'Ehrlich, les autres par le violet de méthyle I B.

On rencontrait, et surtout dans ces dernières préparations, des débris de cellules, du pus, des granulations mal colorées, des bactéries rondes et un certain nombre de bacilles de la tuberculose. Ces bacilles étaient granuleux et souvent agglomérés, de façon à former de véritables petits faisceaux. A l'examen des coupes du fragment enlevé sur le bord de l'ulcération, on trouvait une couche superficielle formée par un réticulum brillant, assez dense, renfermant des éléments cellulaires et quelques bacilles.

Au-dessous on distinguait une couche formée surtout par des leucocytes ; quelques-uns d'entre eux renfermaient des bacilles.

II. — Dans le second cas, il s'agissait d'une femme de 28 ans, atteinte depuis quatre ans d'une tuberculose pulmonaire, actuellement assez avancée. Depuis deux ans, il s'était produit à la lèvre inférieure une ulcération allongée, longue de 2 cent. 5, large de 1 centimètre, située à l'union du bord rouge de la lèvre et de la peau.

Les bords de cette ulcération sont d'un rouge pâle, nettement tranchés. A la partie moyenne, le fond taillé en cratère s'enfonce jusqu'à la moitié de l'épaisseur de la lèvre, sa surface est d'un gris jaunâtre, peu transparent, couverte d'une couche purulente opaque. Son aspect rappelle bien celui des ulcérations syphilitiques gommeuses.

A l'examen de cette couche superficielle, je fus étonné du nombre considérable de bacilles de la tuberculose qui s'y rencontraient. Il y avait aussi un certain nombre de spores. Souvent ces organismes étaient renfermés dans des cellules homogènes un peu plus grandes que les leucocytes ordinaires.

III. — Dans le troisième cas, une femme, chez laquelle on trouvait peu de symptômes de la tuberculose, présentait une petite fistule recto-vaginale. Cette fistule s'était produite deux ans auparavant, à la suite d'un accouchement. Son ouverture antérieure se terminait à la partie moyenne de la paroi postérieure du vagin ; elle était entourée

Verchère.   7

d'une ulcération du diamètre d'une pièce de 0,05 centimes enviro
Le fond de cette ulcération était bourgeonnant, saignant, d
couvert d'une couche assez épaisse de pus caséeux. Autour de cett
ulcération, à la partie postérieure de la vulve et dans la partie voisir
du périnée, se trouvaient des ulcérations de la grandeur d'une lentille
cratériformes à base infiltrée, recouverte d'une couche épaisse de pu
caséeux. La muqueuse du vagin était grisâtre, injectée, infiltrée.

Dans les produits de la sécrétion vaginale, qui était particulière
ment abondante et purulente, on pouvait voir un certain nombre d
bacilles de la tuberculose, granuleux et agglomérés, sous forme de pe
tites houppes.

Un petit fragment enlevé sur le bord de l'ulcération fut examiné au
microscope. Il était constitué par un réticulum infiltré de cellules d
pus et renfermait çà et là des bacilles de la tuberculose. Dans la
couche profonde, on ne trouvait plus que des leucocytes agglomérés
avec des débris de tissu fibreux, des cellules en voie de prolifération
et des vaisseaux, tantôt comprimés, tantôt remplis de leucocytes. Plus
profondément encore, une couche de follicules tuberculeux avec des
cellules géantes ; celles-ci montrent une masse granuleuse à leur centre et des bacilles situés entre les noyaux qui se trouvent à leur
périphérie.

Il résulte, de ces différentes observations, que les bacilles caractéristiques se rencontrent fréquemment dans
les ulcérations tuberculeuses développées au voisinage des
muqueuses. C'est une chose importante pour le diagnostic
différentiel de ces ulcérations.

Il faut admettre que la sécrétion muco-purulente des
voies génitales, contenant de nombreux bacilles en voie
de multiplication, aurait pu devenir la cause d'une infection tuberculeuse par les rapports génitaux.

OBSERVATION XVIII (personnelle).

Rhumatisant ancien. — Tuberculose testiculaire.

Le nommé Benj... Barthélémy, âgé de 22 ans, garçon de restaurant, entre le 7 février 1883 à l'hôpital de la Pitié, salle Michon, n° 12 (service de M. le professeur Verneuil).

Le père et la mère de ce malade n'ont présenté aucun symptôme permettant de penser à la tuberculose. Il a une sœur qui, depuis trois ou quatre ans, est atteinte de douleurs rhumatismales subaiguës siégeant tantôt à une articulation tantôt à une autre.

Etant à Buenos-Ayres, il fut atteint de fièvres intermittentes. Il y a cinq ans il eut une blennorrhagie qui a duré quinze jours. Elle fut peu douloureuse. Jamais il n'eut d'hématurie.

Il y a trois ans apparurent des douleurs rhumatismales dans le genou, les coudes. Puis il fut atteint, à peu près à la même époque, d'une névralgie sciatique extrêmement douloureuse. Elle fut justiciable du salicylate de soude et fut diagnostiquée à l'Hôtel-Dieu sciatique rhumatismale.

Il y a un an le testicule commença à augmenter de volume. Le malade ne se rappelle pas à ce moment avoir fait d'excès de coït. Le testicule devint spontanément douloureux.

Au mois de juillet, c'est-à-dire six mois après que son testicule a été atteint, il a commencé à tousser. Jamais d'hémoptysie. Actuellement, à l'auscultation, on ne constate qu'un peu d'expiration prolongée au sommet. Pas de symptômes fonctionnels de tuberculose.

Au niveau du testicule, on trouve l'épididyme augmenté de volume, formant une tumeur dure, grosse comme un noisette. La forme de l'épididyme est modifiée. La tête de l'épididyme surtout semble atteinte. Elle n'est point régulière, elle est bosselée ; enfin en un point, à l'union de la tête et du corps, on sent un noyau dur, plus résistant que les parties voisines, et arrondi. La queue de l'épididyme, moins atteinte, présente néanmoins une certaine augmentation de consistance et un léger degré d'irrégularité.

Un peu d'hydrocèle.

Par le toucher rectal, on constate que la vésicule du côté droit est augmentée de volume, plus dure et répondant à la comparaison classique d'une vésicule injectée de suif. Légèrement douloureuse au toucher.

La prostate est perceptible, mais on n'y distingue pas de noyaux bien nets.

Le malade reste couché et sort sans changement trois semaines après son entrée.

Observation XIX (personnelle).

Testicule tuberculeux chez un scrofuleux. — Suite de traumatisme

Le nommé B..., âgé de 17 ans, égoutier, entré le 20 décembre 18
à l'hôpital de la Pitié, salle Michon, n° 38 (service de M. le professe
Verneuil).

D'une bonne santé antérieure, depuis longtemps à Paris, il présen
dans son enfance, comme seuls signes de scrofule, des maux d'yeux.

Il n'a pas souffert de la misère. Aucun antécédent de syphilis.

Huit jours avant son entrée, il reçut un coup de pied sur le testicu
gauche; sur le moment, il éprouva une douleur extrêmement vive.

A son entrée, on constate une ecchymose considérable du scrotum
celui-ci est bleu intense, presque noir. L'ecchymose s'étend jusqu
la partie moyenne du périnée, s'arrête à la ligne biischiatique. C
sent, dans l'épaisseur du scrotum, à gauche, un épanchement sangu
dur, sans trace de crépitation.

Rétention d'urine depuis la veille au soir. Cathétérisme avec un
sonde molle pendant trois jours. La sonde reste d'une façon perma
nente trempée dans une solution phéniquée et sert au malade seu
Urine normale. Au bout de trois jours, miction volontaire.

Compresses d'eau blanche sur le scrotum, suspensoir.

Cinq jours après, écoulement blanc purulent, quelques douleurs e
urinant.

Bains prolongés.

L'épanchement diminue peu à peu.

Apparition de quelques douleurs de cystite le 30.

Le 7 janvier 1884. Hématurie. Toucher rectal, prostate dure. Crêt
saillante et dure sur la ligne médiane.

L'épididyme du côté gauche est gros d'au moins trois centimètres
dur et bosselé, et présente des petites saillies grosses et dures comm
des pois.

La queue est perceptible, rien au cordon.

Le scrotum est sain.

L'épididymite tuberculeuse s'accentue de jour en jour et le malade
sort avec un testicule tuberculeux en voie d'évolution.

Localisations secondaires et Généralisation.

Nous avons vu le microbe tuberculeux pénétrer dans
organisme, nous avons décrit sous quelle forme il pé-
étrait, nous avons examiné les lésions locales qu'il pro-
uisait au niveau même du point de l'économie qui lui
onne passage. Nous devons maintenant rechercher ce qu'il
a advenir, pour l'organisme, de sa présence. « L'ennemi,
 virus, ne rôde plus autour de la place et ne cherche plus
 en forcer les portes, car il est déjà dans l'enceinte, fixé
u flanc comme la flèche du Parthe ; il est installé en per-
anence et isolément en un point de l'organisme. D'ordi-
aire à la vérité, il ne traduit pas bruyamment sa pré-
ence, il passe souvent inaperçu et pourrait, à la rigueur,
isparaître sans avoir été même soupçonné ; mais en vain
 source génératrice du poison est tarie, en vain le con-
minant primitif a disparu, en vain même le milieu est
réprochable, la menace n'en existe pas moins. Viennent
 augmenter les chances de pénétration et à diminuer les
oyens de défense de l'organisme, et l'inoculation survient
ez le sujet impur, qui réunit en lui la graine et le ter-
in de la culture infectieuse, le moindre trauma au lieu
ré suffit, fût-il microscopique. »
Ainsi s'exprime M. le professeur Verneuil dans une im-
ortante communication faite à Rouen en 1883 (1), et il est
mpossible de résumer sous une forme plus concise le
ode de localisation et de généralisation du virus tuber-
leux.
En effet, un malade, porteur du microbe tuberculeux.

(1) Semaine médicale, 1883, p. 225.

pourra longtemps présenter toutes les apparences de l
santé jusqu'au jour où, sous l'action d'un traumatisme
par le fait d'une cause de débilitation quelconque, il ser
atteint de lésions tuberculeuses nouvelles. Celles-ci pou
ront être multiples ; parfois il pourra n'en exister qu'un
seule.

Quel sera le mécanisme de cette auto-inoculation ? E
comment expliquer qu'un traumatisme en apparence béni
puisse avoir des suites aussi graves.

Il faut, lorsque l'on recherche la cause d'une localisatio
infectieuse, considérer deux éléments : l'individu et l
virus ; si le microbe a pénétré dans l'organisme, celui-
lutte contre l'envahissement ; tant que la santé sera flori
sante, tant qu'il n'existera pas de tare organique, tant qu
la lutte sera à l'avantage de l'organisme, le microbe res
tera silencieux, ignoré, ne révélant sa présence par aucu
symptôme extérieur. Il continuera à circuler dans le tor
rent circulatoire ou lymphatique sans causer d'accident
Le cercle circulatoire ou lymphatique fermé offre à so
issue une barrière infranchissable, il y est enfermé et n
peut en sortir.

Mais qu'une inflammation se manifeste en quelque poin
des organes viscéraux, bronchite, péritonite etc., sous quel
que influence que ce soit, dès lors la pression est augment
en ce point, une congestion inflammatoire va se produir
et ainsi que l'a démontré Conheim, les globules blancs d
sang vont pouvoir sortir par diapédèse de la cavité vas
culaire. Avec eux, dans leur intérieur (Koch), vont sort
les bacilles tuberculeux, ils vont peu à peu détruire, fai
éclater la paroi cellulaire et se trouver par suite libr
dans le nouveau milieu qui a été le siège de l'inflammatio
Or ce milieu, c'est dans la plupart des cas le tissu conjoncti

c'est-à-dire le tissu éminemment favorable au développement
des bacilles, le tissu contenant les cellules, séjour de prédilection du parasite, les cellules migratrices. Il pénétrera
dans ces cellules, y séjournera, y proliférera, puis les détruira en leur faisant subir la dégénérescence granulo-
graisseuse. Tel est un des modes fréquent de localisation
secondaire. Pour le traumatisme qui, dans les tuberculoses chirurgicales joue un si grand rôle, l'auto-inoculation s'explique d'une façon encore plus simple. Lorsqu'il
se fait un froissement, une contusion légère, il y a néces-
sairement ouverture de petits vaisseaux sanguins ; quelque
petits qu'ils soient, leur rupture donne facilement passage
au virus tuberculeux et comme précédemment il se fait
une colonie parasitaire.

Enfin il peut y avoir inoculation de proche en proche.
Les lymphatiques partant d'une lésion tuberculeuse contiennent dans leur intérieur une multitude de parasites qu'ils
transportent au niveau des ganglions tant que leur paroi
est intacte ; mais s'ils présentent une solution de continuité, les bacilles vont pouvoir se répandre au point lésé,
et produire ainsi une véritable inoculation en ce point.
Ce fait est plus fréquent qu'on ne semble le croire. Un
chirurgien fait une amputation de jambe pour une
tumeur blanche tibio-tarsienne. Tout marche à souhait,
la guérison semble assurée, il ne reste qu'une toute
petite ulcération. Celle-ci se cicatrise mal ; à un moment
donné, la cicatrisation s'arrête complètement, puis bientôt
on voit la petite plaie prendre un mauvais aspect, les
bourgeons charnus devenir fongueux, les bords de la petite
ulcération se décollent, et peu à peu présentent tous les caractères de ceux de l'ulcération tuberculeuse. A cette petite
plaie en succèdent d'autres qui prennent le même aspect,

et la cicatrice est bientôt remplacée par un ulcère tuberculeux.

Nous avons vu un cas dans le service de M. Verneuil
démontrant d'une façon péremptoire ce mode d'inoculation, et les fongosités de l'ulcération examinées contenaient en quantité des microbes tuberculeux.

De ce dernier fait il est possible de tirer un enseigne-
ment thérapeutique extrêmement important. Il faut, lorsque l'on fait une opération pour une lésion tuberculeuse,
agir ainsi qu'on tend à le faire pour le cancer, opérer largement, opérer dans les tissus sains, en dehors de ce que
M. le professeur Verneuil appelle la zone suspecte, et en-
lever ou détruire si on le peut les lymphatiques envahis
par l'élément infectieux.

Cette auto-inoculation est donc régie par les lois qu'a
assignées M. Verneuil à toutes les auto-inoculations infectieuses.

Nous ne pouvons ici que reproduire ces lois ; les observations que nous mettons à la fin de ce chapitre viennent
les confirmer beaucoup mieux que ne pourraient le faire
les réflexions que nous ajouterions :

1° Le foyer virulent (dans le cas qui nous occupe nous
pourrions dire tuberculeux) augmente d'étendue par envahissement des parties voisines ;

2 Le foyer tuberculeux forme à distance des foyers secondaires. Lorsque l'on observera mieux les suites des
opérations opposées à la tuberculose locale, on constatera
certainement la formation à leur suite de dépôts phlegma-
siques secondaires en divers points, voisins ou éloignés du
foyer primitif ;

3° Le foyer tuberculeux fournit les matières d'une infection générale.

Observation XX.

(Obs. LXVI. Traité de la scrofule de Bazin.)

Javy, 20 ans, entré le 28 avril 1860, pour un ulcère de la jambe et une lésion de même nature de la gorge et des fosses nasales.

Habitus extérieur d'un scrofuleux. Pas d'accidents scrofuleux dans l'enfance.

A l'âge de 15 ans, après un traumatisme, abcès de la jambe gauche, ouverture au bistouri. Depuis cinq années l'ouverture a persisté, s'est étendue, a formé une ulcération qui, au moment de l'entrée, est d'une grande dimension, du genou à la partie moyenne de la jambe.

Aujourd'hui, sous l'influence du traitement (toniques, cautérisation), cicatrisation partielle.

Il y a deux mois, mal de gorge dont les effets furent de détruire une partie du voile du palais. Aujourd'hui cet organe est complètement détruit.

Tous ces désordres se sont produits sans réaction générale.

Nez aplati, déformé par destruction de la cloison. Cet accident s'est produit depuis six mois par un gonflement auquel a succédé une ulcération recouverte de croûtes.

Le 29 janvier 1861, les ulcérations me paraissent en voie de guérison.

Un peu plus tard, une nouvelle poussée aggravante se produit. et, pendant cinq semaines, continue à détruire les parties saines.

En décembre, la même année, amélioration. Cicatrisation partielle.

Le 23 mars 1862, sorti guéri.

Observation XXVI (résumée).

(Thèse de Chantemesse, 1884.)

Simon, âgé de 22 ans, entre, le 21 mars 1883, au n° 27 de la salle St-Jérôme, dans le service de M. Jaccoud.

Antécédents. — Le père du malade est mort phthisique, lui-même ne présente pas d'antécédent pathologique notable, mais il est garçon marchand de vins et boit beaucoup.

Deux mois avant le début des accidents actuels, il aurait reçu sur le côté droit du cou un coup de bâton assez violent. et c'est depuis que ce serait montrée, au même point, une adénopathie cervicale très prononcée d'abord et traitée par l'application d'une pommade iodurée, en voie de résolution depuis quelques temps.

Actuellement Simon a été pris, depuis cinq jours, de diarrhée, de céphalée, d'épistaxis répétées, de délire.

La face est pâle et hébétée, les yeux hagards et sans expression. Phrases inintelligibles. Il répond mal ou même divague complètement.

22 mars. Le malade a été agité toute la nuit. Le matin il est tranquille et de nouveau muet et délirant.

Du côté droit du cou, depuis la clavicule jusqu'à l'apophyse mastoïde on constate une adénopathie très notable, tous les ganglions sont tuméfiés et forment une longue chaîne bosselée, indolente, roulant sous le doigt sans chaleur ni rougeur de la peau, ni empâtement périphérique.

Le 25. Le malade tombe dans un demi-coma et succombe le 26 mars à sa méningite tuberculeuse constatée à l'autopsie.

Les poumons ne présentent à noter que deux ou trois petites masses nodulaires, crétacées, perdues et enkystées dans un parenchyme sain.

Toute la chaîne ganglionnaire située au-dessous du sterno-mastoïdien droit est profondément altérée. Chaque ganglion est gros comme une noisette ou une noix, facilement isolable, dur et roulant sous le doigt. A la coupe, on trouve un tissu exsangue, miroitant et rappelant exactement l'aspect de la pomme de terre ou plutôt de la pulpe de marron d'Inde.

OBSERVATION XXII (résumée).

(Regnauld, v. Gaz. Méd. Paris 1882, p. 216.)

Une femme de faible complexion, souffrant de la misère dans un pays relativement chaud et sain, vient à Paris où elle retrouve à peu près la même misère, moins le soleil et la température clémente. Elle est atteinte bientôt de manifestations superficielles de la scrofule, écrouelles cutanées et abcès ganglionnaires cervicaux.

Deux ans plus tard la diathèse s'empare d'une articulation, une coxalgie survient, rapide en quelque sorte, déterminant pour tout symptôme une douleur et une claudication peu graves, puisqu'elles ne forçaient pas la patiente à garder le lit.

La déviation du membre existait sans doute, car elle accompagne inévitablement les coxalgies, mais elle n'était pas excessive, puisque la marche et la station étaient et avaient été toujours possible. Nonobstant les surfaces articulaires s'altèrent, se déforment, et le fémur monte de 2 centimètres sur l'os iliaque. Ce travail, bien entendu, se fait peu à peu, sans que l'on puisse savoir comment il a commencé et où il s'arrêtera.

OBSERVATION XXIII. (résumée.)

Regnault, loc. cit.

Blanchisseuse, 15 ans; dans son enfance, manifestations scrofuleuses, à 11 ans, fièvre typhoïde ; il y a cinq mois, hémoptysie (scrofulo-tuberculeuse), position très précaire, mal habillée, mal logée, mal nourrie, se livre à l'onanisme ; l'affection remonte à 4 mois (un mois après l'hémoptysie), elle reçoit un violent coup de pied dans l'aine gauche, rentre chez elle tant bien que mal, elle prit le lit et le garda deux jours, se traîna dans sa chambre 2 semaines, ne put marcher sans boiter, conservant une douleur vague dans la hanche.

Bientôt des douleurs vives apparaissent, la coxalgie s'établit.

OBSERVATION XXIV (recueillie par Métaxas, interne).

(Citée dans la thèse de Quinquand, Agr.1883.)

Abcès tuberculeux multiples. — Arthrite du pied gauche de nature tuberculeuse. — Tuberculose pulmonaire tout à fait au début.

Il s'agit d'un homme de 34 ans, entré dans le service de M. le professeur Trélat, au mois de mars 1882.

Cet homme, à part des hémoptysies répétées datant de *dix ans*, et qui ont duré une quinzaine de jours, ne présente aucune espèce d'antécédents morbides ; il n'a eu aucun antécédent strumeux. En janvier 1882, premier abcès, indolent, gros comme un œuf de pigeon, à la région malaire gauche ; à son entrée à l'hôpital, le malade présente, sur différentes parties du corps, un certain nombre de petits abcès, dont les uns disparaissent peu à peu, en ne laissant qu'un noyau d'induration, et dont les autres sont opérés par M. Trélat. Ces tumeurs étaient très riches en follicules tuberculeux.

Au mois d'octobre 1882, il survient une tuméfaction de la région tibio-tarsienne et plantaire du pied gauche ; on constata bientôt aux gaines l'existence d'une collection purulente qui se prolonge à la plante du pied. On fait le diagnostic d'arthrite tuberculeuse de la malléole interne et de l'astragale, avec abcès.

Le 7 novembre, incision ; grattage de la malléole interne. Pansement de Lister. Guérison.

Le 9 janvier 1883, gonflement notable de l'articulation tibio-tarsienne gauche ; il y a de la rougeur, de l'empâtement, la déviation du pied en valgus et un point douloureux antero-externe. M. le professeur Trélat fait l'amputation de la jambe gauche ; le 21 janvier la réunion par première intention est nette, l'état de la plaie est excellent, ainsi que l'état général. Aux poumons, la percussion accuse une tonalité plus élevée sous la clavicule droite ; l'auscultation aux sommets fait entendre une inspiration saccadée des deux côtés et une expiration légèrement prolongé au sommet droit.

M. Quinquaud ajoute : « c'est ce genre de tuberculose que nous désignons sous le nom de *tubercnlose à colonies* ».

OBSERVATION XXV.

(Clinique de M. Verneuil, 27 mai 1883.)

Un malade présentait une tuberculose pulmonaire à forme lente ; depuis très longtemps, disait-il, il toussait, mais sans que son état général en eût souffert d'une façon inquiétante, lorsqu'il se fit une fracture de côte du côté gauche. A son entrée à la salle Michon (service de M. Verneuil', le lendemain de son accident, on constate, en effet, à l'auscultation, des phénomènes à peine marqués de tuberculose. Quelques craquements vers les sommets des deux côtés et pas d'autres signes.

Au bout de quelques jours, le malade se plaignait d'un point de côté violent *du côté droit*, et on constata dès le lendemain tous les signes d'une pneumonie généralisée, qui s'accompagna bientôt de craquements humides dans toute l'étendue du poumon. État fébrile marqué, température élevée, etc.

A l'autopsie, on trouva les poumons infiltrés dans toute l'étendue du poumon, mais par des tubercules à des âges différents.

Au sommet, il y avait des cavernules, des tubercules datant d'un temps indéterminé, mais déjà assez considérable, tandis que dans toute l'étendue du poumon droit surtout, on ne trouve qu'une infiltration de granulations entourées d'une zone inflammatoire.

Il est dans ce cas impossible de nier le coup de fouet donné à la tuberculose par le trauma, et il est impossible d'admettre une inflammation de voisinage consécutive à la fracture de côte : celle-ci siégeait à gauche et la pneumonie apparut à droite.

Observation XXVI.

Ostéo-arthrites multiples. — Opérations. — Influence du traumatisme.
Mort par généralisation.

Le nommé Paj... (P.-Armand), âgé de 30 ans, employé de chemin de fer, est entré, le 5 janvier 1882, à l'hôpital de la Pitié, salle Michon, n° 12, service de M. le professeur Verneuil.

Le père et la mère du malade n'ont présenté aucun signe de tuberculose, et sont morts âgés. Le père était rhumatisant.

Un frère est bien portant.

Dans l'enfance, ganglions vers l'âge de 6 ou 7 ans; pas d'autre signe de scrofule.

Début il y a trois ans et demi. Amaigrissement. Abcès à l'index droit, amputé il y a deux ans par M. Benjamin Anger.

Puis, quelque temps après l'amputation du doigt, apparut un énorme abcès du dos qui dura douze à quinze mois; a été ouvert par M. Verneuil.

A la suite, abcès froids (1880) du côté du cou qui s'ouvrirent spontanément. Actuellement, on en trouve les cicatrices adhérentes.

Déviation de la colonne lombaire : douzième dorsale, première et deuxième lombaire.

A gauche, au niveau de la douzième côte, existe une petite saillie pédiculée, allongée, partant de la colonne vertébrale, fluctuante à son extrémité externe. Pas de douleurs, sauf aux changements de temps.

Avant la fin de ces abcès froids (1881), apparurent des douleurs au niveau de la partie moyenne de la branche montante du maxillaire inférieur à droite. A ce moment, l'articulation était douloureuse et immobile. Gonflement considérable. M. Verneuil passe un drain, que l'on maintient cinq ou six mois. La fistule persiste, donnant issue à du pus et à quelques esquilles osseuses.

M. Terrillon, au mois d'août, fait un débridement de la fistule. Au mois de juin, l'abcès s'était ouvert dans l'intérieur de la bouche. Odeur fétide.

Ne tousse pas. A un moment donné, s'est plaint de sueurs nocturnes. L'état général est meilleur, seulement perte d'appétit.

Vers le mois de juin, apparurent des douleurs au niveau du pied qui augmentèrent rapidement. Le pied gonfla, la température monta à 38,5 le soir. Apparition d'abcès multiples qui s'ouvrent spontanément et donnent lieu à des fistules persistantes. Fongosités abondantes.

Amputation de la jambe le 27 octobre.

Guérison complète en trente jours. La température n'a jamais dé-passé 38.

Dès ce moment, l'état général s'aggrava de plus en plus ; la toux devint persistante, le malade crache du pus, les fistules de la mâchoire suppurent abondamment, il en sort de temps en temps de petites esquilles.

Les sommets du poumon présentent des lésions tuberculeuses avan-cées ; le malade s'affaiblit rapidement et succombe, amaigri, épuisé, présentant une tuberculose étendue des deux poumons à marche ra-pide.

OBSERVATION XXVII (résumée).

Le nommé X..., entre, à la fin de novembre 1883, à l'hôpital de la Pitié, salle Michon, n° 5, service de M. le professeur Verneuil.

Cet homme, à l'entrée, présentait les apparences de la santé ; l'état général était bon, pas d'amaigrissement.

Il est affecté d'ostéo-arthrite du pied, avec abcès circonvoisins, des-truction des surfaces articulaires, fongosités étendues ; le pied est une véritable éponge de pus.

L'opération proposée est acceptée, et l'amputation est pratiquée le 5 décembre.

Concomitamment existe une très légère ostéo-arthrite du coude gau-che, à peine un peu de limitation des mouvements, pas de latéralité anormale ; quelques fongosités, pas de douleurs. En somme, tout fait présager une guérison très probable par l'immobilisation simple.

Le coude est immobilisé dans un appareil ouaté, dans l'espoir que la guérison du coude se ferait en même temps que celle de l'ampu-tation.

Au vingtième jour, on enlève le pansement ouaté ; la température est restée normale, n'a jamais dépassé 37,5 le soir, et le matin 36,8 à 36,9. La réunion n'était pas faite, une assez grande quantité de pus aseptique baignait le pansement. La guérison se fit rapidement.

Mais, au bout d'un certain temps, quelques phénomènes apparurent du côté du membre supérieur gauche. La main enfla, puis devint dou-loureuses ; croyant que l'appareil était cause de quelque gêne, on l'enleva et on le remplaça par un autre.

Le coude dès ce moment augmenta rapidement de volume, la défor-mation devint considérable, les fongosités firent saillie de chaque côté de l'olécrâne ; enfin, une collection purulente apparut, le 1er février 1884, à la partie interne du coude.

L'amputation ne peut être proposée. Le poumon, qui, lors de la première opération était indemne, est à ce moment infiltré de tubercules, et, par une nouvelle opération, on risquerait de donner un nouveau coup de fouet à la tuberculose viscérale.

OBSERVATION XXVIII (résumé).

(Ostéo-arthrite suppurée du premier métatarsien. — Résection. Tuberculose rapide. — Mort.)

La nommée J... (Elisabeth) entre, le 24 mai 1881, à l'hôpital Lariboisière, salle Sainte-Jeanne, n° 3 (service de M. Labbé, suppléé par M. Peyrot), atteinte d'une affection de l'articulation métatarso-phalangienne du gros orteil du pied droit. Cette lésion a débuté il y a deux ans ; l'augmentation de volume se fit progressivement, n'arrêtant pas la malade, qui continue son travail journalier.

Au mois de février, des douleurs surviennent, et la malade doit s'arrêter.

Dans l'enfance, on ne trouve comme antécédent que de la gourme. Pas de ganglions cervicaux, pas d'antécédents héréditaires.

La malade est auscultée lors de son entrée. On ne trouve aucune lésion pulmonaire. Elle est maigre, mais de bon appétit, ne se plaint pas de tousser. Aucun signe de tuberculose viscérale.

Au niveau du pied, on constate un gonflement notable de l'articulation métatarso phalangienne. La peau à ce niveau est rouge, tendue, luisante ; au niveau de l'interligne articulaire, petit orifice fistuleux venant s'ouvrir sur la partie dorsale ; mouvements anormaux. Douleur en arrière, en appuyant sur la tête et la partie antérieure du corps du métatarsien.

27 mai. Désarticulation du gros orteil et résection à la pince de Liston de la moitié antérieure du premier métatarsien. Un drain est placé au fond de la plaie. Suture au fil d'argent. Pansement de Lister.

Le lendemain, on retire le pansement ; la suppuration est bien établie, mais il y a une petite poche, pleine de liquide retenu sous le lambeau cutané. On enlève les points de suture.

La température reste élevée. Petits frissons le soir. La peau est chaude, la langue devient sèche. La malade n'a pas d'appétit, se plaint de malaise.

Du côté de la plaie, la suppuration est abondante, malgré les lavages et les pansements, la cicatrisation ne se fait pas.

1er juin. La température reste élevée ; les frissons continuent. On constate un gonflement œdémateux de la jambe et du pied. Douleur à la pression. Pas de fluctuation.

Le 4. Incision de la gaine du long péronier. Flux abondant de pus.

La fièvre est moins forte le soir. Néanmoins, l'état général est loin d'être satisfaisant, la malade s'affaiblit.

Autour de l'incision apparaît de la rougeur, le lendemain, 5 juin. Pas d'érysipèle, rougeur diffuse, inflammatoire, phlegmoneuse.

Badigeonnage de collodion.

Le 6. La rougeur s'est étendue au delà de l'extrémité supérieure de l'incision. On passe un drain venant sortir vers la partie moyenne de la jambe. Le soir, diminution du gonflement.

La plaie du pied n'a nulle tendance à la cicatrisation. La suppuration y est toujours abondante, malgré les différents pansements que l'on essaie tour à tour.

L'état général s'aggrave rapidement. La fièvre vespérale continue. La malade se met à tousser, sueurs nocturnes, perte d'appétit. A l'auscultation, signes manifestes de tuberculose dans la plus grande partie du poumon.

La malade meurt à la fin de juin, amaigrie, étique, et présente à l'autopsie une infiltration tuberculeuse dans toute la hauteur de ses poumons ; au sommet, il existe des cavernules en assez grande quantité, mais pas de cavernes considérables.

OBSERVATION XXIX.

(Thèse de Potin, 1879.)

L... (Amédée), 15 ans 1/2. Pas d'antécédents connus. Le malade entre à Berck le 17 avril 1873. Traces d'eczéma sur la figure, croûtes noirâtres à l'orifice des fosses nasales, écoulement nasal, sanieux et nauséabond. Le nez est très hypertrophié. Énorme masse ganglionnaire dans la région cervico-maxillaire gauche ; on la traverse par des sétons filiformes.

En mars 1874, après un traitement approprié, le malade quitte Berck complètement guéri ; les ganglions se sont résolus ; le nez et la lèvre supérieure ont repris leur volume normal, sans avoir subi de déformation.

Cinq ans après, en avril 1878, à la suite d'un accident, des manife-

ations plus graves se produisent chez ce malade; tumeur blanche ti-
o-tarsienne, ostéo-périostites des deux tibias, scrofulide de la jcue, un
eu au-dessous de la paupière inférieure. Le malade nous est renvoyé;
n'y a aucune manifestation du côté du nez ni des lèvres. L'état gé-
éral est assez bon ; aucun ganglion ne s'est enflammé sous l'influence
e la nouvelle poussée.

OBSERVATION XXX.

(Thèse de Potin, 1879.)

R... (Henri), 12 ans. Père et mère bien portants ; une sœur atteinte
entérite chronique ; une autre faible et pâle.

L'enfant a été bien portant jusqu'à 6 ans. A cette époque, il fit une
ute dans un escalier ; la région malaire gauche porta sur le bord
une marche. Il en résulta une ostéite de l'os malaire, laquelle se ter-
ina ensuite sept à huit jours après par une nécrose partielle et l'issue
e plusieurs petites esquilles. A cette même époque, et sous l'influence
e ce traumatisme. se manifestaient une série d'accidents.

L'enfant fut pris de douleurs dans la région cervico-maxillaire, dou-
urs qui précédèrent de quelques jours l'apparition d'un engorgement
anglionnaire dans cette région. Puis se manifesta une ophthalmie in-
ense, et en même temps les fosses nasales devenaient le siège d'une
flammation chronique avec punaisie, et la lèvre supérieure d'eczéma
apétiginieux.

La paupière inférieure est abaissée un peu en ectropion, et enfoncée
ar suite de la nécrose du malaire et du défaut d'un plan osseux pour
soutenir. Les deux yeux sont un peu enflammés et l'œil droit porte
uelques petites taies, traces d'ophthalmies anciennes.

Le nez est volumineux, un peu épaté, l'orifice antérieur des fosses
asales est obstrué par des croûtes, la lèvre supérieure est hypertro-
hiée et porte encore des croûtes d'eczéma, surtout dans le sillon
aso-labial ; la lèvre inférieure est légèrement saillante et renversée.

L'engorgement ganglionnaire dans la région cervico-maxillaire gauche
notablement diminué depuis quelques mois : il se compose de glan-
es dures, indolentes, mobiles, réunies par du tissu cellulaire lache.
endant que nous observons l'enfant, nous remarquons que la tumé-
ction du nez et de la lèvre est toujours proportionnelle à l'intensité
coryza et de l'eczéma.

Verchère.   8

Observation XXXI

(Citée dans la Thèse de Ménard, 1884.)

Maria B..., 4 ans, espect strumeux, chétive.

Mère morte à 21 ans, cinq mois après la naissance de l'enfant. Pèr
25 ans, bien portant. Rougeole à 2 ans, coqueluche huit mois plus tard
Il y a dix mois l'enfant est tombée dans un escalier, on la relève, elle
a perdu connaissance. Les jours suivants, elle est prise de vomisse
ments. Un mois plus tard elle se met à boiter, le pied gonfle, rougit.

La malade entre à Middlesex Hospital le 29 janvier 1879. Huile d
foie de morue, traitement local.

26 mars. Evidement du tibia. L'enfant pâlit, maigrit.

Dans la première semaine de mai, broncho-pneumonie.

6 juin. Symptômes de méningite tuberculeuse. Trouble de la vue e
des mouvements du globe oculaire. A l'ophtalmoscope on voit un
tumeur de la choroïde.

Mort le 18 juin.

Autopsie. Articulation du cou-de-pied suppurée, astragale dénudé d
son cartilage, rouge, carieux, ramolli. La cavité de l'extrémité infé
rieure du tibia est remplie de granulations. Le cartilage articulaire l
limite en bas.

Méninges. Vascularisation de la pie-mère. Granulations dans la scis
sure de Sylvius. Liquide abondant, clair dans les ventricules.

Œil gauche. Nodule proéminent sur la choroïde. Examiné au micros
cope ce nodule a la structure d'un nodule caséeux.

Poumons. Plusieurs petites cavités remplies de pus aux sommets
Une cavité plus large dans le lobe supérieur, ganglions bronchique
malades, l'un d'eux est à demi-crétifié.

Observation XXXII.

(Ostéo-arthrite métatarso-phalangienne du gros orteil. — Résectio
du métatarsien. — Tuberculose pulmonaire rapide.)

Le nommé Gué... (Théodore), 20 ans, chauffeur, entre salle Michou
lit n° 22 (service de M. Verneuil), hôpital de la Pitié, le 13 février 1883

Le père et la mère de notre malade sont encore vivants et en bonn
santé. Deux frères et deux sœurs bien portants ; aucun antécédent dou
teux dans sa famille.

Ce garçon vigoureux, robuste, travaillait aux Forges d'Ivry et supportait très bien son pénible métier. Il y a trois ans qu'il est à Paris, n'a jamais toussé, jamais d'hémoptysie, jamais n'a souffert de la misère. Dans ces derniers temps dit avoir un peu maigri.

Il y a cinq mois il reçut une lame de fer sur le gros orteil au niveau de l'articulation ; mais malgré quelque petite douleur au début, il ne s'est pas arrêté dans son travail.

Un mois après, sans douleur spontanée, le gros orteil augmente de volume, l'articulation devient sensible à la pression et surtout après un moment de fatigue.

A l'entrée on constate une collection fluctuante, étendue du milieu du premier métatarsien à la phalange du premier orteil. Motilité anormale du gros orteil ; craquements articulaires pendant les mouvements provoqués.

A l'auscultation on trouve une légère submatité en avant et en arrière du sommet droit. Respiration rude, à la fin de l'expiration quelques craquements en arrière. Rien à gauche.

21 février. Résection de la tête du premier métatarsien, en laissant le gros orteil. Raclage des fongosités qui couvraient les surfaces articulaires et tapissaient les parties molles formant la paroi de la cavité purulente.

Le 25. La réunion par première intention est presque complète ; le passage du drain seul et la peau restent non cicatrisés. Pansement à l'iodoforme.

Du côté du gros orteil tout marche à souhait, la température ne dépasse pas 37,7, et la cicatrisation profonde se maintient. La cicatrisation superficielle traîne en longueur.

Pendant ce temps le malade maigrit, le teint devient blanc, la nuit il est réveillé par des quintes de toux ; pas d'hémoptysie, mais des points de côté revenant de loin en loin ; point d'appétit. Des sueurs nocturnes apparaissent.

Le soir accès de fièvre ; on reprend la température à partir du mois d'avril, et l'on constate des ascensions vespérales.

A l'auscultation, à ce moment, on trouve de la matité aux deux sommets et des râles sous-crépitants normaux dans la moitié de la hauteur des poumons.

Le malade demande à sortir pour retourner dans son pays, dans la Loire-Inférieure.

Observation XXXIII.

Abcès froid lombaire, à la suite de grossesse et de syphilis. Raclage
de la poche. Généralisation rapide de la tuberculose.

La nommée Fillon, Anne, 32 ans, ménagère, entre le 15 m ai 1882 à
l'hôpital de la Pitié, salle Lisfranc n° 18.

Dans son enfance, cette malade s'est toujours bien portée, on ne peut
trouver chez elle aucune trace de scrofule, ni gourme, ni croûtes dans
les cheveux, ni maux d'yeux, ni écoulement d'oreille. Pas d'engorgement ganglionnaire. Elle ne présente en aucun point de cicatrices qui
puisse faire penser à la strume; jamais elle n'avait toussé jusqu'au
début de l'affection qui l'amène à l'hôpital.

Son père est mort du choléra, trois de ses frères et une sœur sont
d'une bonne santé; une de ses sœurs est morte de la poitrine.

Elle fit, en 1879, une chute sur les reins dont elle dit ne s'être pas
ressentie.

Il y a 5 ans, elle devint enceinte. Le début de la grossesse fut normal, et ne présenta aucun phénomène à signaler. Vers le troisième ou
quatrième mois, elle fut prise de douleur dans le dos: cette douleur
siégeait entre les deux épaules, ne revenait qu'à des intervalles éloignés, et était souvent vive dans les grandes inspirations. Elle n'eut pas
d'hémoptysie. A ce moment survinrent aussi des points de côtés, irréguliers dans leur apparition. L'appétit se perdit peu à peu, et l'amaigrissement s'accentua de jour en jour par des vomissements.

La grossesse suivit son cours, et la malade accoucha sans accident.

Deux ans après, en 1882, elle fut atteinte de syphilis. Le chancre
ne fut pas vu, mais les accidents secondaires furent constatés, lorsqu'à cette époque, la malade entra une première fois dans le service de
M. Verneuil, elle avait à ce moment de la roséole et des syphilides
muqueuses de la bouche. C'est à cette époque, un an après sa grossesse
qu'elle s'aperçut d'une tumeur siégeant à l'union de la région lombaire
et de la région dorsale.

Le 27 avril 1882, cette tumeur avait les mêmes dimensions qu'elle
présente actuellement. Elle est grosse à peu près comme une tête de
fœtus, elle est allongée, piriforme, à grosse extrémité dirigée en dehors,
à petite extrémité venant se perdre un peu en dehors de la colonne
dorsale. Elle est manifestement fluctuante, et le diagnostic abcès froid
s'impose de lui-même. Elle n'est pas accompagnée de douleurs du côté
des lombes, pas de douleurs du côté du membre inférieur. Les fonctions
sont régulières, l'état général est très bon, et a repris depuis l'accouchement.

Ponction en 1882, avec l'appareil Dieulafoy. La malade sort deux mois après, le liquide ne s'est pas reproduit.

Mais cette amélioration locale fut de courte durée, bientôt l'abcès se reforma de nouveau, et la malade rentra dans le service le 15 mai 1883.

La tumeur est telle que nous venons de la décrire. A la pression, il est difficile de trouver un point manifestement localisé de douleur sur la colonne lombaire. Pas de point douloureux sur la crête iliaque jusqu'à laquelle s'étend le bord inférieur de la tumeur. La malade est dans un état général bon. *Peu de chose du côté des poumons.* A l'auscultation l'expiration est saccadée et légèrement soufflante à droite. Il n'y a rien de net du côté gauche.

La grossesse et le traumatisme semblent avoir manifestement agi pour produire cet abcès froid. M. Verneuil se décide à faire l'ouverture de la poche et le raclage de celle-ci.

Incision longue de 20 centimètres dans toute l'étendue de la tumeur; celle-ci conduit dans une poche considérable dont la face profonde est couverte de fongosités, analogues dans certains points à de véritables bourgeons charnus; en dehors de ces bourgeons charnus se trouve une couche épaisse, fibreuse, en certains points de consistance fibro-cartilagineuse. Elle s'étend en dedans au-dessus des muscles et disparaît sans montrer d'os dénudé; de même en bas et en dehors, elle semble plonger en avant dans la fosse iliaque, sans qu'il soit possible de découvrir aucun point malade du côté de l'os iliaque. Avec la curette de Volkmann grattage et raclage énergique de la cavité. Les fongosités sont enlevées en grand nombre; quelques-unes sont remises à M. Nepveu pour qu'il en fasse l'examen histologique; il y trouve de nombreuses bactéries tuberculeuses.

Aucune réunion par première intention n'est tentée. Un drain est placé au fond de la plaie, lavée préalablement avec de la solution phéniquée forte.

M. Verneuil, dans la clinique qu'il fit à propos de cette malade, dit « que son opération n'est que palliative, que les poumons sont pris, il est vrai, d'une façon légère, mais que, néanmoins, on doit redouter une généralisation possible par auto-inoculation. » Et à ce propos, il cite une autre observation que nous rapportons plus loin, d'après la clinique que nous venons de rappeler.

Le lendemain de l'opération, la malade est dans un état satisfaisant, la température ne s'élève pas, il n'y a pas de fièvre.

Le 29. Légère hémorrhagie à la surface de la plaie, petit caillot dans les dépressions. *La plaie a été douloureuse* la veille au soir.

Les jours suivants, l'appétit diminue, la malade s'affaiblit, puis le

3 juin, la température s'élève et reste élevée. Elle se plaint dès lors d'un point de côté à droite. A l'auscultation, on perçoit de légers craquements dans tout le poumon, en certains points du râle sous-crépitant. Dyspnée marquée ; la malade dit ne pouvoir remuer dans son lit, Décubitus dorsal constant.

Le 4. Les phénomènes pulmonaires persistent sans s'aggraver outre mesure. La malade se plaint de douleurs dans la fosse iliaque droite. A la pression, douleurs vives, faisant jeter des cris à la malade. Dans la journée, diarrhée assez abondante.

Le 5. La fièvre persiste, vive. Douleur plus vive spontanée et à la pression. Le ventre est ballonné, la diarrhée est abondante. Ratanhia et bismuth.

Les phénomènes pulmonaires persistent sans changement à l'auscultation.

Le 6. Fièvre vive. Se plaint toujours de douleurs dans le ventre. Celui-ci est tendu, ballonné. La diarrhée continue ; borborygmes.

La malade s'affaiblit considérablement. Amaigrissement progressif et rapide. Facies abdominal. Les yeux sont excavés, les joues creuses, la langue sèche.

Tout indique une péritonite tuberculeuse rapide. Les jours suivants, le même état général s'accentue ; à la diarrhée a succédé de la constipation ; le ventre reste tendu et ballonné. Absence complète d'appétit. On soutient la malade avec du vin de quinquina, de Bagnols.

Pas de phénomènes pulmonaires graves. Les craquements persistent sans augmenter.

A plusieurs reprises, démangeaisons à la surface de la peau, s'accompagnan: de rougeurs surélevées. *Cette éruption d'urticaire est généralisée.* La malade dit avoir présenté déjà des éruptions semblables.

L'éruption ne présente nullement les caractères d'une éruption spécifique.

L'éruption a complètement disparu. La diarrhée reparaît, le ventre présente des points mats et des points sonores. Borborygmes et coliques. La température reste élevée, la malade s'affaiblit et maigrit.

Le 17. Apparition de douleurs dans la cuisse, s'accompagnant de fourmillements dans les pieds. Les douleurs sont soulagées par des injections de morphine.

Les alternatives de diarrhée et de constipation continuent ; les signes pulmonaires restent sans changement.

Vers la fin de juin, le ventre devient plus souple, moins douloureux. La fièvre est moins vive. La température présente pourtant encore des oscillations marquées.

L'appétit revient un peu. La malade tousse moins. La maigreur est moins grande, il semble se faire nne légère amélioration. La poussée de tuberculose semble s'être arrêtée et prendre une marche chronique.

La plaie est est atone, lisse ; les bourgeons charnus sont peu volumineux ; la cicatrisation ne fait que des progrès très lents.

5 juillet. Petite ulcération au niveau du sacrum que l'on panse avec de la poudre de quinquina ; la malade est placée sur une toile caoutchoutée.

Le 10. Apparaissent des douleurs vives, au niveau de la deuxième lombaire. A ces douleurs, correspondent des douleurs violentes dans les membres inférieurs. Ceux-ci sont engourdis, fourmillements. Pas de paralysie. Les réflexes ne sont pas augmentés. A la pression, douleur vive au niveau de la deuxième lombaire ; application à ce niveau d'un petit cautère à la pâte de Vienne.

Tous ces symptômes indiquent une lésion de la colonne lombaire et expliquent l'abcès froid dont le raclage a amené la généralisation des tubercules.

La malade est encore dans le service, dans un état fort grave, et ne permettant pas d'espérer une issue favorable.

OBSERVATION XXXIX.

Gommes scrofuleuses multiples survenues au sein à la suite de traumatisme pendant l'allaitement. — Manifestations cutanées multiples.

La nommée Sab..., Eugénie. repasseuse, âgée de 27 ans, entre à l'hôpital de la Pitié, salle Lisfranc, lit n° 1, le 24 juin 1883, service de M. Verneuil.

Dans ses antécédents héréditaires, on ne trouve aucun fait de tuberculose, le père est mort du choléra, la mère est bien portante.

Dans l'enfance elle eut des maux d'yeux qui persistèrent quelques temps, pas de gourme.

A l'âge de 7 ans, elle reçut un coup de pied au niveau de la mâchoire droite. A la suite survinrent des abcès nombreux, d'abord du côté droit, puis ensuite du côté gauche. Ces abcès persistèrent pendant deux ou trois ans. Actuellement ont retrouve les cicatrices qu'ils ont laissées, caractéristiques, et s'étendant à toute la hauteur du cou.

La santé revint et demeura parfaite après la cicatrisation de ces abcès. La malade conservait de l'embonpoint, ne toussait pas, et avait bon appétit.

Elle se maria et eut un enfant. Pendant sa grossesse apparurent des gommes scrofuleuses, au nombre de quatre, qui laissent au-devant de la clavicule des cicatrices violacées, la peau y est amincie, ridée. Ces cicatrices étaient fermées lorsque la malade devint enceinte une seconde fois.

Pendant la grossesse rien ne survient, un peu d'amaigrissement, de fatigue, mais pas de lésions graves.

Elle allaite son enfant jusqu'à l'âge de 18 mois, âge auquel il meurt de méningite tuberculeuse.

Peu de temps après, il y a de cela seize mois, elle reçut un coup de coude sur le sein droit ; il y avait en ce moment, et il y a encore, du lait dans la glande mammaire.

A la suite de ce traumatisme léger apparut, dit-elle, une tumeur peu douloureuse, siégeant sous la partie interne du mamelon, grosse comme une petite noix. La peau, à ce niveau, devint violacée et s'ulcéra, donnant issue à du pus mal lié.

D'autres petites tumeurs semblables apparurent, et les orifices restèrent fistuleux.

On trouve autour du mamelon quatre ou cinq petits orifices, à l'emporte-pièce pour certains d'entre eux, larges comme une pièce de 50 centimes ; pour d'autres, dont les bords sont formés par la peau amincie, décollée, violacée, et donnant accès à une petite cavité ulcérée, à fond bourgeonnant. Écoulement continuel de pus séreux. Ces petites lésions présentent le type de gommes scrofuleuses.

OBSERVATION XXXVI (résumée).

Synovite tuberculeuse succédant à un traumatisme superficiel.

Le nommé Millot, Léon, âgé de 11 ans, entre le 3 août 1883 à l'hôpital de la Pitié, salle Michon, n° 62 *bis* (service de M. le professeur Verneuil, suppléé par M. Pozzi). Cet enfant, petit, chétif, blond pâle, a eu dans son enfance de la blépharite ciliaire, un écoulement d'oreilles persistant ; à 4 ans il a, dit-il, été gravement malade.

Il y a quatre ou cinq ans il eut le poignet attaché avec une ficelle, il la rompit dans un violent effort, et, depuis cette époque, il vit apparaître une tumeur qui ne fut jamais douloureuse. Les doigts ne peuvent plus s'allonger, ils restent demi-fléchis dans la main. La tumeur est allongée, fausse fluctuation, mollasse en certains points, enfin le siège, la consistance, la marche, tout indique que l'on a affaire à une tumeur fongueuse des gaines.

Pointes de feu répétées. Teinture d'iode et surtout immobilisation absolue dans la ouate compressive. Aucun symptôme de tuberculose viscérale.

S'est amélioré au mois de septembre.

OBSERVATION XXXV (résumée).

Tumeur blanche du genou succédant à un traumatisme.

La nommée T... (Marie), âgée de 18 ans, salle Sainte-Jeanne, n° 2, hôpital Lariboisière, service de M. Labbé, n'a présenté dans son enfance que quelques maux d'yeux comme accident de scrofule. Aucun antécédent héréditaire. Elle n'a point le facies scrofuleux.

Les douleurs dans son genou apparurent il y a neuf ans. Néanmoins, elle pouvait marcher, aller et venir, n'éprouvait qu'un sentiment de fatigue, et parfois des douleurs vives qui disparaissaient rapidement.

Il y a cinq ans, chute sur le genou droit. Depuis ce temps, la marche est devenue impossible. Augmentation de volume rapide du genou. La malade est depuis ce temps forcée de rester couchée.

A l'inspection, on constate une saillie considérable des condyles fémoraux qui ont glissé de haut en bas et d'arrière en avant sur les cavités glénoïdes du tibia. Gonflement considérable sur les côtés de la rotule, sensation de fausse fluctuation; fongosités manifestes. La peau est blanche, parcourue par des veines bleuâtres qui se dessinent à sa surface.

Au niveau du tibia, dépression très marquée. Mobilité anormale. Raccourcissement de 2 centimètres. Le membre est dans la demi-flexion.

Tout fait diagnostiquer tumeur blanche avec subluxation du genou. Aucun signe de tuberculose pulmonaire.

Malgré ces accidents, la malade continuait son travail; mais, il y a un mois, elle vit survenir un gonflement du genou, qui actuellement est considérable. Peu douloureux. La rotule est soulevée; autour d'elle une énorme saillie, dépendant probablement des fongosités, est manifestement fluctuante. M. Redard, si versé dans les recherches des températures locales, a trouvé à la surface de ce genou une température plus élevée de 2° que celle prise sur le genou opposé. Au poignet droit, tumeur allongée, parallèle au tendon de l'extenseur du petit doigt, ouverte en peu de jours par un petit orifice à l'emporte-pièce; peau amincie, violacée tout autour, jaune, strumeuse, type.

Les poumons ne sont que peu touchés. Un peu d'expiration prolongée au sommet. Pas de symptômes viscéraux. L'état général s'améliore par le repos seul et les toniques.

CONCLUSIONS.

Il est admis actuellement sans conteste que la tuberculose est une maladie parasitaire, due à l'introduction d'un micro-organisme dans l'économie ; cette introduction ne peut avoir lieu que par une surface absorbante, par des orifices naturels, parfois microscopiques, constamment ou momentanément ouverts, par des solutions de continuité, soit du tégument externe, soit des muqueuses. Mais que que soit le lieu de pénétration, il faut que le parasite rencontre un milieu de culture propre à son développement

Le bacille de la tuberculose pénètre dans l'organisme sous différentes formes :

1° Sous forme de bacille tuberculeux à l'état parfait. Inoculation directe (tubercule anatomique), inhalation de bouche à bouche, tuberculoses génitales, tube digestif.

2° Sous forme de spores : par l'intermédiaire de l'air extérieur où le bacille ne peut arriver à l'état adulte (Fischer et Schill), glandes de la peau, glandes mammaires, affections cutanées, lupus, lésions scrofuleuses superficielles, voies aériennes.

L'hérédité tuberculeuse, dans certains cas, a pu être nettement constatée (tuberculose du nouveau-né, Coupland, Parrot, Landouzy), mais il est possible d'expliquer cette hérédité, pour bien des auteurs problématique, par la transmissibilité d'une prédisposition à la tuberculose, qui sera constituée dans bien des cas par la scrofule ; celle-ci amène des lésions superficielles, véritables portes d'entrée

our le germe contage, et d'autre part fournit au bacille
n milieu où il se complait.

Il peut exister des états réfractaires à la tuberculose,
insi qu'il en existe pour d'autres virus, variole, scarla-
ne, rougeole, vaccin, etc.

Deux faits, entre autres, militent en faveur de cette opi-
ion : le résultat presque toujours négatif de l'inoculation
xpérimentale chez certains animaux, la généralisation
nconstante de la tuberculose à la suite du tubercule ana-
omique.

Ces considérations expliquent la rareté relative de la
hthisie contractée par les infirmiers dans les hôpitaux
le phthisiques. On peut en dire autant pour les casernes,
our les villes où les risques de contagion sont constants,
ù tout individu vit et respire dans l'air chargé de
ermes contages.

Lorsque l'élément infectieux est entré dans l'organisme
l peut ou rester localisé ou produire une infection géné-
ale.

Dans les localisations primitives, il peut conserver sa
orme embryonnaire ou passer à l'état parfait: affections tu-
erculeuses de la peau, adénopathies, etc.; et alors guérison
pontanée parfois et influence peu marquée sur l'orga-
isme, sauf les cas où il est entré et s'est greffé dans un
rgane essentiel: poumons, intestins, etc. ; son évolution
lors deviendra dangereuse, il détruira les organes essen-
iels et la mort surviendra qu'il y ait ou qu'il n'y ait point
u généralisation.

Dans les cas où il se généralise, il infecte l'organisme
ous forme de bacilles.

Un des agents les plus actifs de cette infection locale
secondaire, c'est le traumatisme. Les tumeurs blanches,

les abcès froids, etc., peuvent survenir quinze ou ving
ans après l'introduction du parasite, indiquant nettemen
qu'en certains cas, malgré une guérison apparente,
n'existe pas une guérison réelle de l'affection qui a servi d
localisation primitive.

Le parasite sommeille, dissimulé dans l'organisme. Mai
vienne une solution de continuité sous-cutanée, tell
qu'un traumatisme léger, et il manifestera sa présence e
sa vivacité par une auto-inoculation interstitielle, pourv
qu'il trouve un terrain de culture convenable. Et mêm
une solution de continuité n'est peut-être pas indispensa
ble : la diapédèse peut suffire. C'est ainsi que le bacille s
multiplie et donne lieu à ce que l'on a appelé la tuber
culose à colonies.

L'individu atteint de ces localisations multiples de l
tuberculose peut vivre pendant un certain temps ave
toutes les apparences de la santé. C'est un tuberculeux. I
ne deviendra phthisique que lorsque les organes essentiel
de la nutrition seront atteints.

Le tubercule n'est pas un poison pour l'organisme, i
agit mécaniquement, il agit par destruction. On ne meur
pas de la présence du tubercule, on meurt d'asphyxie
d'inanition et d'inanitiation.

Nous ne pouvons mieux faire pour résumer ces conclu
sions, que de donner les propositions dans lesquelles M. l
professeur Verneuil, sous une forme exacte et précise
exprime nettement les lois qui régissent l'inoculation et l
généralisation de l'infection tuberculeuse.

Infection générale primitive par invasion du microbe venu
du dehors et pénétrant directement par voie sanguine, ou
indirectement par voie lymphatique.

Infection générale secondaire par pénétration dans le

orrent circulatoire de microbes, empruntés à un foyer de uberculose locale existant depuis un temps plus ou moins ong et resté jusqu'alors isolé et indépendant.

Localisation primitive par fixation du microbe venu du lehors en ce point de l'économie situé plus ou moins profondément, mais en dehors du réseau vasulaire.

Localisation secondaire impliquant une infection générale antérieure, laquelle fournit par différents mécanismes (auto-inoculation interstitielle, diapédèse, etc.), des microbes capables de former des colonies fécondes en certains points de l'organisme.

TABLE DES MATIÈRES

Paris. — A. PARENT, imp. de la Fac. de médec., A. DAVY, successeur,
52, rue Madame et rue M.-le-Prince, 14.

Extrait du Catalogue

BAR (Paul). — Des méthodes antiseptiques en obstétrique. In-8 (agrégation 1883). 5 fr.

BERTHAUT (J.). — Étude sur l'élimination des kystes hydatiques du foie à travers les voies biliaires. In-8, 1883. 3 fr.

BAUDRIMONT (E.) (de Bordeaux). — De la fracture de la paroi antérieure du conduit auditif et de la luxation en arrière du maxillaire inférieur, par pénétration des condyles dans l'oreille. In-8, 1883. 2 fr. 50

COCHEZ (A.). — De la recherche du bacille de la tuberculose dans les produits d'exportation. In-8, 1884. 2 fr. 50

GENDRON (F.). — Étude sur la pyléphlébite suppurative. In-8, 1883. 2 fr. 50

GUELLIOT (O.). — Des vésicules séminales. Anatomie et pathologie (Prix Godard). In-8, 1883. 4 fr.

GUIARD. — Étude clinique et expérimentale sur la transformation ammoniacale des urines, spécialement dans les maladies des voies urinaires (ammoniurie). Ouvrage accompagné de courbes nombreuses et couronné par la commission du prix Civiale. In-8, 1883. 7 fr.

GUIARD. — Du développement spontané de gaz dans la vessie (pneumaturie diabétique). In-8, 1883. 7 fr.

JACOLOT (de Lorient). — Trachéotomie et laryngotomie d'urgence avec le trocart-trachéotome du Dr Jacolot. 2e édition. In-8, 1882. 2 fr.

LARRIVÉ (L.). — L'eau oxygénée, son emploi en chirurgie. In-8 1883. 2 fr.

LATTEUX (Paul), chef du laboratoire d'histologie de l'hôpital Necker, etc. — Manuel de technique microscopique, ou guide pratique pour l'étude et le maniement du microscope. 2e édition, avec 177 figures. In-12, 1883. 7 fr. 50

LE CLERC (René). — Contusion de néoplasmes, de la prédisposition aux tumeurs. In-8, 1883. 2 fr. 50.

LEMOINE (N.). — De la rachialgie. In-8, 1883. 3 fr.

MATHIEU (A.). — Purpuras hémorrhagiques. Essai de nosographie générale. In-8, 1883. 2 fr.

MÉRICAMP (P.). — Contribution à l'étude des arthropathies syphilitiques tertiaires. In-8. 2 fr. 50

PUY-LE-BLANC. De l'eczéma et de son traitement. In-8, 1883. 1 fr.

SCHREIDER (Michel). — Contribution à l'étude de la pathogénie des ulcères idiopathiques de la jambe. In-8, 1883. 2 fr.

TISNÉ (Ch.). — De l'usage interne de la glycérine et de ses effets thérapeutiques. In-8. 2 fr.

WEISS (Th.), professeur agrégé à la Faculté de médecine de Nancy. — Mélange de clinique chirurgicale. Grand in-8, 1883. 3 fr. 50

Paris. — A. PARENT, imprimeur de la Faculté de médecine, A. DAVY, successeur, 52, rue Madame et rue Monsieur-le-Prince, 14.